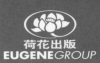

荷花出版
EUGENE GROUP

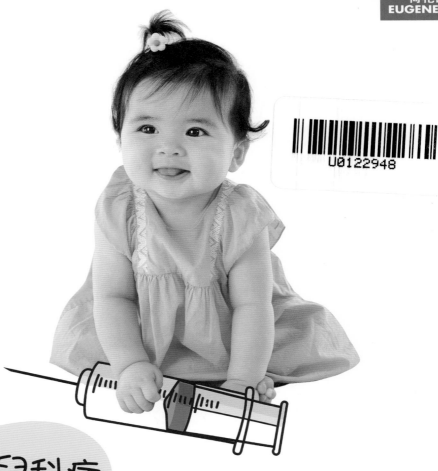

U0122948

小兒科病

絕不小兒科

荷花出版

小兒科病絕不小兒科

出版人：尤金

編務總監：林澄江

設計：李孝儀

出版發行：荷花出版有限公司

電話：2811 4522

排版製作：荷花集團製作部

印刷：新世紀印刷實業有限公司

版次：2022年12月初版

定價：HK$99

國際書號：ISBN_978-988-8506-74-3

© 2022 EUGENE INTERNATIONAL LTD.

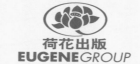

荷花出版
EUGENE GROUP

香港鰂魚涌華蘭路20號華蘭中心1902-04室
電話：2811 4522　圖文傳真：2565 0258
網址：www.eugenegroup.com.hk
電子郵件：admin@eugenegroup.com.hk

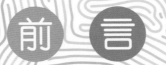

兒科常識要具備

父母常常都說，讓子女贏在起跑線，驟眼看來，學業成績似乎在父母眼中最重要，但如果與健康比較，卻又比下去了！

確實如是，健康比一切都重要，都說健康是「1」，其他東西都是「0」，只要有健康這個「1」，後面的「0」才有意思。古人也有說：「但願生兒愚且魯，無災無難到公卿」。孩子資質平庸不重要，最要緊的是健健康康！

相信這也是天下父母的心願！不過，在孩子平安大吉的日子，不少父母都忘記健康是福的道理，他們會念念不忘「贏在起跑線」，催谷孩子，叫孩子學這樣學那樣，追求名校，務求令孩子出人頭地。只有當孩子患病了，甚至乎身患危疾，這時才忽然頓悟原來健康最重要，所謂學業、成就、出人頭地之類統統都是身外物，可是此刻已太遲，只怪自己未能完全體會「但願生兒愚且魯」的智慧吧！

孩子健健康康，確是父母的頭號心願，因此當孩子病了，父母看見受苦的孩兒，心如刀割，寧願自己可代替孩子受苦，也不忍看到孩子愁眉苦臉。但無奈的是，父母又不是醫生，正是束手無策，真是有痛在兒身，疼在我心之嘆！

雖然父母並非醫生，但如果有點兒科常識，也總好過一無所知，一旦孩子有病，也不致於手足無措。因此，父母具備一些兒科常識，想來也是現代父母必備了！若想找一些入門的基本兒科常識書籍，不難，因為這本正是！本書是一冊普及醫學常識書籍，網羅了57名各科醫生講解共9科小兒科疾病，父母如果想認識一些小兒科疾病，從本書開始入手，最適合不過了！

本書請來的醫生人材濟濟，包括兒科、牙科、皮膚科、眼科、脊骨神經科、耳鼻喉科、骨科、呼吸系統科，還有西醫以外的中醫師，各科醫生就他們的專業範疇提供專業指導，由於是普及讀物，一般讀者都易讀易明，讀過本書後，一定會對小兒科疾病有個基本認識。

你若想用最短時間、最快方式掌握最重要的小兒科常識，本書是不二之選！

目　錄

Part 1

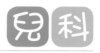

Part 2

Part 3

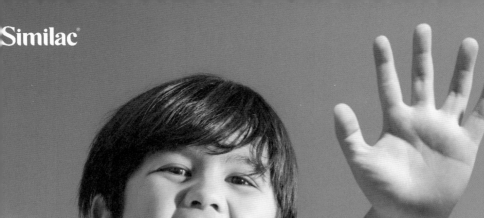

Similac®

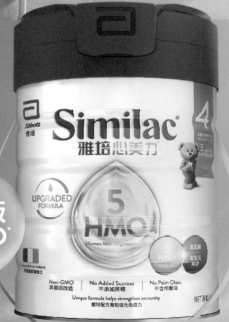

雅培心美力
HMO益生元
全港含量No.1+

改寫免疫力標準#

升級版 5HMO*

Similac®
雅培心美力 4

UPGRADED FORMULA

5 HMO*
Human Milk Oligosaccharides

| Non-GMO | No Added Sucrose | No Palm Olein |
| 非基因改造 | 不添加蔗糖 | 不含棕櫚油 |

Unique formula helps strengthen immunity
獨特配方有助強化免疫力

NET 淨重

Abbott
雅培

目　錄

Part 4

眼科

Part 5

脊骨神經科

Part 6

耳鼻喉科

Part 7

骨科

Part 8

Part 9

中醫

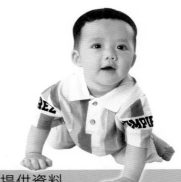

鳴謝以下專家為本書提供資料

李卓漢 / 兒科專科醫生
陳善珩 / 兒科專科醫生
陳亦俊 / 兒科專科醫生
溫希蓮 / 兒科專科醫生
張傑 / 兒科專科醫生
張錦流 / 兒科專科醫生
徐傑 / 兒科專科醫生
伍永強 / 兒科專科醫生
譚婉珊 / 兒科專科醫生
鄧秀碩 / 兒科專科醫生
麥偉猷 / 兒科專科醫生
劉孟蛟 / 兒科專科醫生
卓凌 / 兒科專科醫生
關日華 / 兒科專科醫生
張璧濤 / 兒科專科醫生
趙長成 / 兒科專科醫生
何蓉蓉 / 兒科專科醫生
余則文 / 兒科專科醫生
馮偉正 / 兒科專科醫生
林岩 / 普通科醫生

朱貴霞 / 普通科醫生
陳思昕 / 牙科醫生
劉諾行 / 牙科醫生
林敬安 / 牙科醫生
陳敏霞 / 牙周治療專科醫生
林嘉雯 / 皮膚科專科醫生
原嘉麗 / 皮膚科專科醫生
陳厚毅 / 皮膚科專科醫生
湯文傑 / 眼科專科醫生
黃禮文 / 眼科專科醫生
高震宇 / 眼科專科醫生
陳頌恩 / 眼科專科醫生
劉凱珊 / 眼科專科醫生
梁啟彥 / 脊骨神經科醫生
汪家智 / 脊骨神經科醫生
李旺曈 / 脊骨神經科醫生
余錦儀 / 脊骨神經科醫生
林育賢 / 脊骨神經科醫生
黃序凱 / 脊骨神經科醫生

何的偉 / 耳鼻喉專科醫生
李學楠 / 耳鼻喉專科醫生
林偉雄 / 耳鼻喉專科醫生
嚴永藝 / 骨科專科醫生
潘卓庭 / 骨科專科醫生
黃仕雄 / 骨科專科醫生
譚一翔 / 兒童呼吸科專科醫生
吳健聰 / 呼吸系統科專科醫生
莊俊賢 / 兒童免疫、過敏及傳染病科
　　　　 專科醫生
余嘉龍 / 風濕病科專科醫生
胡㬢 / 家庭醫學科醫生
林俊華 / 急症科專科醫生
林鴻生 / 中大醫學院兒科學系教授
倪詠梅 / 註冊中醫師
黃業堅 / 註冊中醫師
謝嘉雯 / 註冊中醫師
許懿清 / 註冊中醫師
何肇婷 / 註冊中醫師

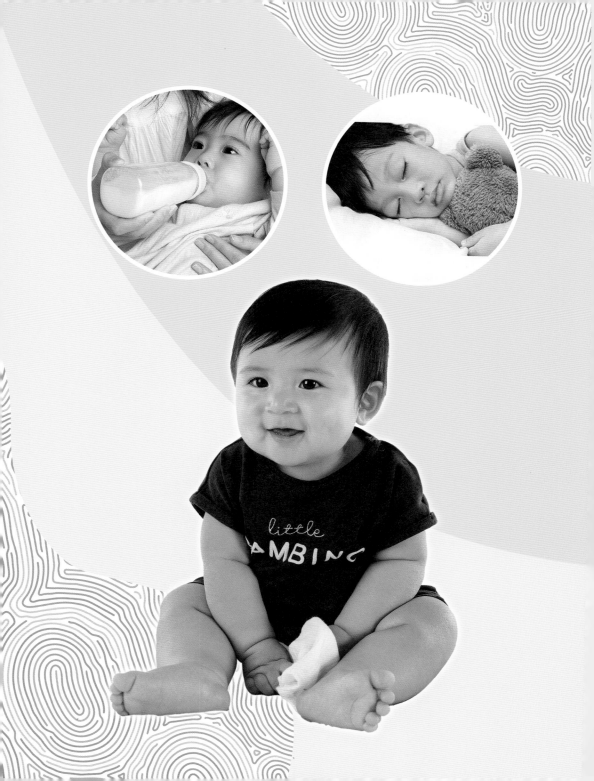

Part 1

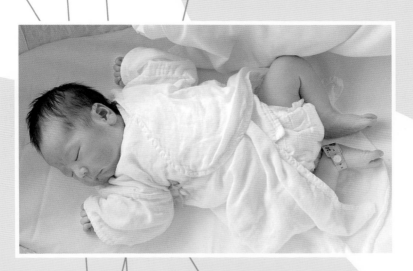

兒 科

嬰幼兒一旦患病，由於年紀小，不懂表達，
令父母更手足無措。本章有約 30 篇文章，
講述寶寶常患的病，讓父母認識更多。

日本腦炎
影響神經系統

專家顧問：陳亦俊/兒科專科醫生

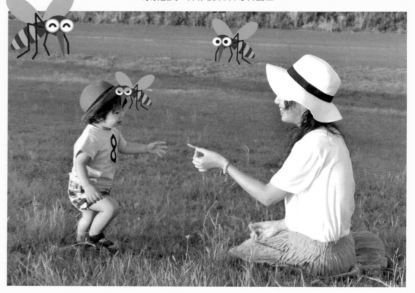

　　日本腦炎是非常嚴重的疾病，如果感染孩子的腦部，可能會影響他們的智力神經系統，對腦部造成永久創傷，且死亡率亦相當高。家長應如何為孩子預防？是否只在海外才有可能染病？以下由兒科專科醫生為家長詳細分析。

高峰期與蚊子有關

　　陳醫生表示，日本腦炎的潛伏期約為4至14天，大約1星期左右便會發病，病毒一開始進入身體後尚未有徵狀，不分大人和小朋友都可能患上，嚴重個案中的死亡率，更高達百分之三十。

　　日本腦炎高峰期與蚊子的活躍時間有關，由於蚊子在黃昏及黎明時份會比較活躍，此時家長最好不要帶孩子到郊外遊玩。在季節上，則沒有特定的高峰期，一年不同的時間都有蚊子出沒，

有些地區則是春夏季會有較多蚊子出沒，戶外地方也更易因遇上蚊子而染病。

持續高燒 頸部僵硬

日本腦炎的主要徵狀為發高燒、頭痛，嚴重者有可能頸部變得僵硬，而且會出現神智不清、昏迷及抽筋的徵狀。如果患者已經高燒至39度或以上，或是持續在40度或以上，又或是持續低燒長達3天或以上，都可能是患上日本腦炎，家長應及早帶孩子求醫。

陳醫生表示患者感到頭痛、頸部僵硬時，病情已經十分嚴重，此時一定要立即求醫。如果病菌感染腦部會非常嚴重，家長要記得是否曾帶孩子有到過高危地區，並告訴醫生有關小朋友的旅遊史，有助醫生參考了解，判斷孩子有沒有患上日本腦炎，作出最合適的診斷。由於感染日本腦炎後可能會傷及腦部，並導致抽筋。而在已經感染腦部患者中，有2至3成患者會造成永久腦部創傷，智力神經系統受損。

2大預防方式

現時尚未有針對性的治療，只可提供支援性的治療以紓緩徵狀，並依靠患者自身抵抗力去痊癒，因此此病的併發症及死亡率也相當高，陳醫生表示預防日本腦炎有以下2種方式：

❶ **注射疫苗：**市面上有針對日本腦炎的疫苗，家長可以考慮接種，不但可令感染率下降，即使不幸患上，徵狀的嚴重程度也會較低。

❷ **避免到訪高危地帶：**如果有必要到訪，就要小心做好防蚊措施，避開蚊子活躍的時間外出。如果天氣不太炎熱，可穿着長袖上衣和長褲，並噴上蚊怕水，可減少被咬和感染的機會。

蚊子傳播 郊區高危

日本腦炎的主要傳播方式是甚麼？陳亦俊醫生表示日本腦炎病毒，主要是靠蚊子傳播，流行地主要集中在亞洲、亞太平洋地區，如日本、台灣及中國都有出現。在蚊子多的地區會比較容易患上，包括在溪間、郊外、農村、行山及遠足時，都有機會被傳染。

乳糖不耐症
屙嘔肚痛

專家顧問：陳亦俊/兒科專科醫生

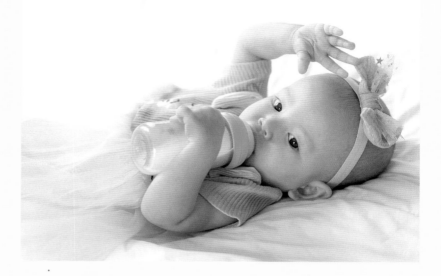

　　乳糖不耐症，對於香港人而言，好像是非常普遍，但在小朋友身上也會發生的嗎？其成因是甚麼？對孩子的影響大嗎？以下由兒科專科醫生為我們講解，讓家長可以詳細了解乳糖不耐症。

乳糖不耐症 分2類

　　陳亦俊醫生表示，乳糖不耐症的成因，主要是人體內缺少了可分解乳糖的酶，也可能出現分解得不好或是消化不理想的情況。乳糖不耐症可分為2大類，分別是先天及後天，前者為少數情況：

❶ **先天性乳糖不耐症**：此為較少數出現的情況，指的是孩子天生已缺少所需要的酶，或是體內的數量較少，而導致孩子於嬰兒

HEALTHY TUMMY HAPPY BABY

多功能飲品
有效解決寶寶常見難題？

我唔鍾意食蔬菜，去唔到便便個肚唔舒服☺

纖維 *SUPREME* 水梨汁
FIBER Booster Pear Juice

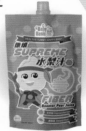

- ✓ 低聚醣屬纖維素　有助提升腸道健康
- ✓ 纖維素促進腸道蠕動
- ✓ 預防或舒緩便秘
- ✓ 有助腸道內益菌生長
- ✓ 提升免疫力　加強腸道屏障

唔洗怕！有我就幫到你促進腸道蠕動

成日睇醫生唔想再食藥🤧

免疫 *POWER UP* 蘋果汁
IMMUNE Booster Apple Juice

- ✓ 維生素 D - 提升基礎免疫力
  降低兒童對致敏原產生的致敏反應
- ✓ 硒 - 加強疫苗保護
  增強對付病原入侵及有助增強免疫記憶
- ✓ 鋅 - 加速感染後痊癒
  額外補充鋅有助減低兒童腹瀉機會

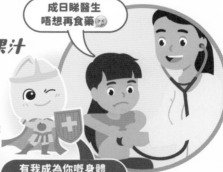

有我成為你嘅身體免疫力防御後盾！

望住螢幕望到隻眼好唔舒服🥺

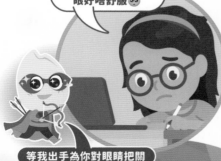

護眼 *SUPERCOOL* 提子汁
VISION Booster Grapes Juice

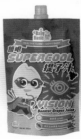

- ✓ 葉黃素及玉米黃素是幼兒視網膜成長的重要元素
- ✓ 幫助視力發展減低紫外線及「藍光」對視網膜的侵害
- ✓ 幼兒飲食不均 偏食及葉菜食量不足需要額外補充

等我出手為你對眼睛把關

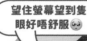

片只供參考

f BabyBasicHK　　**◎** babybasic_hk　　**✆** 6994 4069　　www.babybasic.com.hk

時期進食時，已出現困難。

❷ **後天性乳糖不耐症**：此情況較為普遍，患者受腸道病毒影響及誘發，而出現後天或是短暫性的乳糖不耐症。

天生不耐 一早發現

若然天生已經有此問題，家長可能於孩子嬰幼期已可發現，因為家長可從孩子的身體徵狀，發現孩子的不適。陳醫生表示，即使遇上此種情況，家長亦不必過於擔心，因為醫生一般會建議家長使用沒有乳糖的奶粉，如此一來，便可改善孩子的情況。

患者常見7大徵狀

患有乳糖不耐症的孩子可能出現以下病徵，若家長留意到的時候，可試着讓孩子轉而飲用豆奶。如果孩子的情況有所好轉，便更為確定他們是患有乳糖不耐症，由於以下病徵會影響孩子的營養吸收，因此患病兒童的成長過程，亦會受到影響：

❶ 肚屙　　❷ 大便較稀　　❸ 肚脹　　❹ 肚痛　　❺ 嘔吐
❻ 影響睡眠質素　　❼ 年紀較小的嬰幼兒可能不斷哭喊

輪狀病毒後遺症

陳醫生說短暫性的乳糖不耐症並不罕見，主要是由腸胃炎所誘發。由於孩子的腸道受病毒影響而短暫受傷，令腸道內的酶減少分泌，所以會出現短暫性的乳糖不耐症。2歲以下嬰幼兒容易感染輪狀病毒，在康復後數周內，不少家長都會發現孩子在吃奶時出現困難，甚至出現持續肚瀉的情況，較容易被家長發現。如有任何疑慮，家長應盡快向兒科專科醫生求診，以診斷孩子是否患上此病。短暫性的乳糖不耐症需要數星期才會完全康復，醫生會建議家長轉食4至6星期的無乳糖奶粉。

疫苗好重要！

乳糖不耐症的徵狀，令不少孩子受苦，為避免這些情況，家長應該提早讓孩子接種輪狀病毒疫苗。輪狀病毒疫苗並非政府規定接種的疫苗之一，因此家長需要自行為孩子安排。此外，此疫苗需要於嬰兒初生幾個月內接種完成，所以家長更應提早為孩子安排。

甲型肝炎
由口糞傳播

專家顧問：陳亦俊/兒科專科醫生

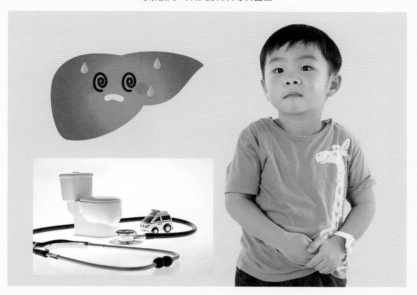

　　常聽説的肝炎，有甲型肝炎及乙型肝炎之分，而甲型肝炎主要經由口糞傳播，可能會對肝臟造成嚴重的傷害，患病的過程對孩子而言，更是相當痛苦。以下由兒科專科醫生為我們詳細講解，讓家長了解甲型肝炎是甚麼。

甲肝徵狀：腹瀉黃疸為主

　　甲型肝炎屬急性肝炎，較容易被患者發現，患者的病徵是由肝臟發炎所引起，如嘔吐、腹瀉、發燒、精神不振、皮膚發黃及黃疸等。患者有可能出現脱水情況，最終可能傷及肝功能。而乙型肝炎則屬於慢性肝炎，不同於甲型肝炎患者沒有腹瀉等徵狀，患者會有皮膚發黃、右上腹不適的徵狀，但不少患者並無任何病徵，對染病並不知情，只屬於帶菌者。

尚無治療藥物

陳醫生表示，甲型肝炎來得快，去得也快，目前尚未有治療的藥物。治療過程中，以支援性治療為主，視乎病者當下的狀況及出現的徵狀而訂，譬如為患者補充營養及水份等，故目前尚未有針對性的治療。而甲型肝炎可能造成脫水並傷及肝功能，因此好好的預防，則顯得相當重要。

預防：保持個人衞生

要預防甲型肝炎，陳醫生表示保持個人衞生相當重要，以下5項更需要特別注意：

❶ 如廁後小心注意，不要沾染到他人的排泄物。

❷ 注意家居衞生。

❸ 確保食物煮至熟透，並保持衞生。

❹ 接種甲型肝炎疫苗。

❺ 懷疑染病及早求診。

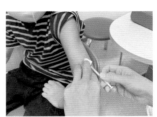

去旅行前，孩子應先注射疫苗，可有效預防甲型肝炎。

甲乙不同要分清

陳亦俊醫生表示，許多家長都沒法分清甲型肝炎和乙型肝炎。事實上，兩者的相同之處都是由病毒所引起之肝臟發炎，但其傳播方式卻大大不同：

甲型肝炎：屬急性肝炎，透過口糞傳染，含有患者病菌的污物從口部進入體內，或是接觸不潔的物品，例如糞便等，才會受到傳染。

乙型肝炎：屬慢性肝炎，透過血液傳染，在輸血過程中，可能透過針筒等物品傳播。

注射疫苗可預防

要預防甲型肝炎，注射疫苗是最好辦法。因患者可能在本地或外遊時接觸病毒而受到感染，為免在不知情的情況下染病，陳醫生建議家長可為孩子接種甲型肝炎疫苗，由於此為政府資助計劃以外的疫苗，家長需有一定認知多加了解，才可及早為孩子安排。

天恩陪月

始於2006年

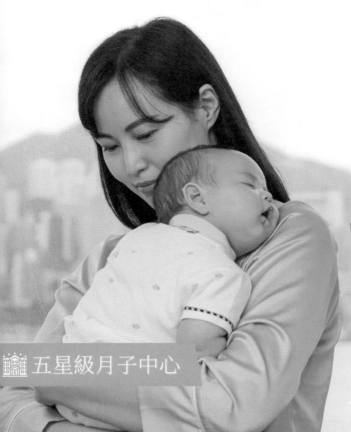

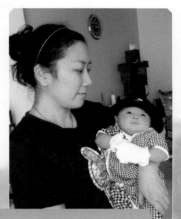

🏠 在家陪月服務

🏢 五星級月子中心

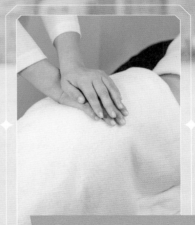

🤲 產後修復療程

您期待已久的坐月新體驗

📞 852-6750 1075　　✉ info@tinyanco.com.hk　　🌐 www.tinyanco.com.hk

睡眠窒息症
影響專注力

專家顧問：陳亦俊/兒科專科醫生

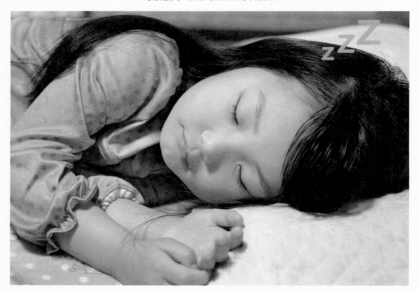

　　兒童睡眠窒息症是指孩子於睡眠時呼吸不順，甚至有窒息的危險。患者除會出現鼻鼾以外，睡眠質素也較差，更可能影響孩子的成長發育。孩子怎樣才算患病，家長又可如何預防？以下由兒科專科醫生為家長作詳細分析。

睡眠測試 找出成因

　　陳亦俊醫生表示此症在孩子身上頗為常見，現時約有百分之三至四的學童都有不同程度的睡眠問題，遠比家長想像的多。孩子出現鼻鼾，是最常見的病徵，也表示孩子的睡眠質素異常。如果孩子睡眠時經常打鼻鼾，家長可考慮帶孩子接受睡眠測試。醫生會了解孩子身體的情況，並了解病史，再運用睡眠測試，為孩子作出非創傷性的檢查。這種檢查需要留院一晚，探測和收集孩

子在睡眠時候的數據，並找出孩子是否已患上相關疾病。

徵狀：專注力不足

那麼患者有哪些主要徵狀？家長可如何察覺呢？陳醫生表示，如果睡眠質素不好，會影響孩子的腦部發展，以及情緒，令他們變得暴躁，家長可留意孩子有沒有這方面的問題，或老師對孩子的投訴有否變多。以下為其他主要徵狀：

❶ 睡覺時打鼻鼾
❷ 睡覺時以口部呼吸
❸ 睡覺時有短暫性的呼吸停頓
❹ 夜間尿床
❺ 早上起床時表示頭痛
❻ 專注力不足，有過度活躍的表現

患病成因多樣

陳醫生表示此症可分為兩大類，包括阻塞性睡眠窒息症，以及中樞性睡眠窒息症，前者較為常見。阻塞性睡眠窒息症因上呼吸道受阻而影響呼吸；而中樞性睡眠窒息症因腦部問題，例如因意外受傷，而影響呼吸系統的控制。患有阻塞性睡眠窒息症的孩子病徵各有不同，主要包括：

❶ **扁桃腺發大：**部份人扁桃腺天生較大，部份人是因反覆出現發炎徵狀而導致腫脹。由於扁桃腺位於喉嚨兩側，如果經常腫脹，很可能會阻塞上呼吸道，造成睡眠窒息。

❷ **鼻敏感：**部份患者本身患有敏感性鼻炎，導致鼻腔腫脹，出現鼻塞問題，這很可能令孩子呼吸困難，同時影響睡眠質素，可能造成睡眠窒息。

❸ **肥胖問題：**不少孩子都有肥胖問題，由於頸部的脂肪會擠壓呼吸度，因此可能會在睡眠時造成阻塞，令孩子出現睡眠窒息問題。

改善病徵 及早預防

要預防睡眠窒息症，最重要是從可能的成因入手，如果有鼻敏感應盡早求醫，並找出致敏原。如果有肥胖問題，則要注意生活習慣，並多運動。陳醫生提醒家長需要對孩子的睡眠問題有更多認識，睡眠質素會影響孩子的成長發育，家長不可忽視。

口腔痱滋
教你輕鬆KO

專家顧問：溫希蓮/兒科專科醫生

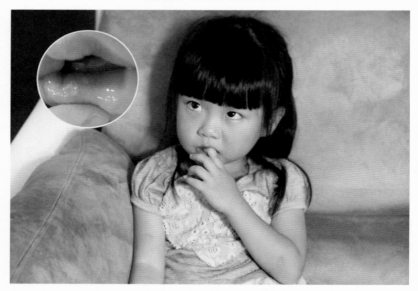

　　小朋友不時會嗌口痛，整天寢食不安，家長細心看就會發現口痛其實是由於生痱滋所引致，但小朋友生痱滋，家長可以做甚麼？孩子生痱滋的原因又是甚麼？坊間常說生痱滋與常吃薯片等「熱氣」食物有關，這又是否正確？以下由兒科專科醫生為家長作詳細講解。

生痱滋成因

　　溫希蓮醫生表示，口腔內長出痱滋，一般沒有任何原因。但有部份病因是包括過濾性病毒感染、口腔內受傷、咀嚼食物時咬傷、精神上受到壓力、內分泌失調、腸胃出現問題、身體免疫系統失調、缺乏葉酸及維他命B等所引起。究竟痱滋有否傳染性？這要視乎引起痱滋的原因。痱滋通常長在口腔內面頰的兩側、嘴

唇、舌頭、喉嚨、口腔黏膜等位置。雖然患者並沒有年齡之分，但年幼的孩子因抵抗力弱，會較易受到病毒感染而生痱滋。

從飲食上解決痱滋

那家長可如何解決痱滋的問題？溫醫生指出痱滋一般會在一至兩星期內復原。如果孩子正在生痱滋，家長可以從飲食方面入手，應該避免進食一些刺激的食物，如太酸、太熱的食物都要避免。家長可考慮給孩子冷的食物，例如西瓜、雪糕等。如果擔心孩子缺乏維他命，便要進食多種不同類型的食物，讓孩子有均衡飲食，補充維他命，並多食水果蔬菜，以及含有鐵、鋅等食物，希望能改善情況。

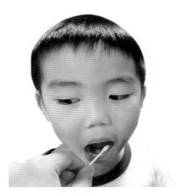

一般痱滋就算不用塗口瘡藥膏，也可自行癒合。

口腔潰瘍成因多宜慎防

溫醫生提醒各位爸爸媽媽，必須小心和注意孩子口腔的情況，因為有些兒童常見的疾病，也伴同口腔潰瘍，常見的包括有手足口病和齦口炎。如孩子有發燒或其他徵狀，必須及早求診。另外，她亦鼓勵孩子要有保持口腔清潔的習慣，若生痱滋問題惡化、反覆出現痱滋問題，或口腔出現大量痱滋，便應立刻尋求醫生協助。

勿胡亂購買坊間痱滋膏

孩子若生痱滋，可造成口腔、舌頭持續劇烈疼痛、刺痛，雖然最終可自行痊癒，但不少人想減痛，都會選擇塗用痱滋膏。坊間有很多常用的痱滋膏，溫醫生提醒家長要小心當中有些成份，如水楊酸、類固醇或一些局部麻醉劑等，都是不適合兒童使用。那些成份更可令兒童致命，因此在選擇痱滋膏時，要注意選擇一些兒童適用的痱滋膏，不過她建議家長在使用前，應諮詢醫生的意見。

兒童蠶豆症
常見遺傳病

專家顧問：溫希蓮/兒科專科醫生

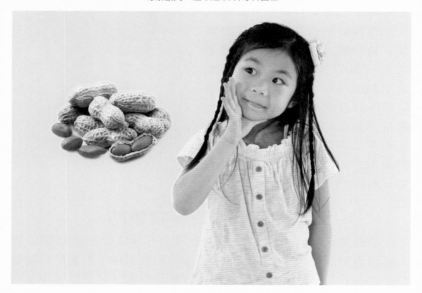

　　蠶豆症是香港普遍的遺傳病，根據衛生署數據顯示，在香港新生男嬰中，每100人就有4至5人患有蠶豆症，而新生女嬰中每1,000人便有3至5人患有此症。究竟發病時會有甚麼徵狀？患上蠶豆症有甚麼不能吃？以下由兒科專科醫生會作詳細講解。

患者以男性居多

　　蠶豆症是一種遺傳病，因為負責製造G6PD的基因就位於X染色體上。而人類體內的染色體，有一半來自父親，一半來自母親。由於形成此症的異常基因是位於X染色體上，因此若女性帶有一個不正常的X染色體，另一個正常的X染色體即會彌補此缺陷，故不易發病，她們只是基因攜帶者。至於男性因只有一個X

染色體，因此只要獲得一個異常的X染色體即會得病，故此病患者以男性居多。所以，溫希蓮醫生指假若母親帶有蠶豆症基因，則有50%機會將不正常基因遺傳給下一代，而每個兒子亦會有50%機率患上蠶豆症。而父親患有此症，全部女兒都會是蠶豆症基因攜帶者。

不會影響兒童成長

溫醫生表示，除非受到某些物質的刺激，例如受到嚴重感染、服用了某些不宜服用的藥物或進食了蠶豆，否則大部份蠶豆症患者是沒有任何徵狀的。因此家長需隨時注意，避免孩子接觸到某些物質而引起急性貧血。即使在發生貧血時，配合適當的治療，就不會有任何後遺症，亦不會阻礙小朋友各方面的正常發展。所以此症雖為一種遺傳性疾病，但只要平日多加注意，孩子是可以完全正常的長大。

何謂蠶豆症？

蠶豆症，全名稱為「葡萄糖六磷酸鹽脫氫酶缺乏症」（簡稱G6PD缺乏症），是香港較常見的先天性代謝疾病。溫希蓮醫生表示，G6PD是一種酵素，它在人體內協助葡萄糖進行新陳代謝，用作保護紅血球，以對抗某些特別的氧化物。而患此症的人因缺乏這種酵素，使紅血球容易受到某些特定物質的破壞而發生急性貧血。此時患者會出現臉色蒼黃、疲累、食慾差、黃疸、小便呈茶色。嚴重時，可能會昏迷，甚至有生命危險。

日常注意事項

由於蠶豆症是遺傳病，不能根治，故患者將終生患有此症，最重要是預防症狀發生，避免因接觸或進食某些物品而產生貧血。溫醫生提醒患者需終生注意以下物質：

- 某些中藥及其製成品，如黃連、金銀花、牛黃及珍珠末等。
- 藥物：亞士匹靈、某些抗生素、抗瘧疾藥及鎮痙藥等。
- 蠶豆及其製成品，如雜錦豆和含蠶豆成份的粉絲。
- 含萘類產品，如臭丸或防蟲片。
- 湯力水（Tonic Water）

手足口病
夏季慎防

專家顧問：溫希蓮/兒科專科醫生

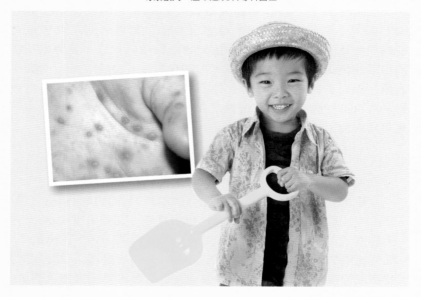

　　提到手足口病，相信家長都不會陌生。手足口病是本港常見的傳染病之一，經常在院舍或幼兒園內引起集體感染，尤其在夏季，是發病高峰期。以下，由兒科專科醫生為家長詳細講解手足口病，讓大家對此傳染病有多一份了解，自然少一份憂慮！

甚麼是手足口病？

　　溫希蓮醫生表示，手足口病是一種常見於嬰孩及兒童身上的疾病，通常是由腸病毒引起，主要發生在5歲以下幼童身上。由於此病傳染性頗高，所以很容易在幼稚園及幼兒中心造成爆發性傳染。手足口病之所以備受關注，是因為它較有可能引致嚴重併發症，如病毒性腦膜炎、腦炎及類小兒麻痺症癱瘓等，甚至死亡。

在香港，手足口病高峰期一般為5至7月，但亦有機會於10至12月出現較小型的高峰期。

手足口病病徵

溫醫生表示，手足口病初期病徵包括發燒、食慾不振、疲倦和喉嚨痛等。在發燒後1至2天，患者有可能出現以下病徵：

口腔：舌頭、牙肉及口腔的兩腮內側會出現水泡，影響吞嚥。水泡初時呈細小紅點，進而形成潰瘍。

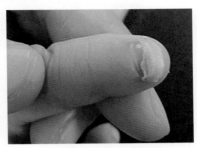

手足口病痊癒後，出現指甲脫落的情況，此為手足口病之併發症，脫落後指甲便會重新長出來。

手掌、腳掌、臀部：出現帶有小水泡的紅疹，紅疹呈扁平狀或凸起狀，並不痕癢。

如果擔心小朋友患上手足口病，溫醫生建議父母多觀察孩子的病情。如出現持續高燒、反覆嘔吐、昏睡、手腳無力及神情呆滯等病情惡化的情況，應立即求醫。

3大傳播途徑

手足口病患者在病發第一個星期最具傳染性，而經糞便的傳染性可達6至8周。大多患者受到感染後，病毒會於體內潛伏約3至7日。病毒大多透過以下3大途徑傳播：

❶ 接觸患者的鼻或喉嚨分泌物、唾液和糞便。
❷ 接觸患者穿破了的水泡。
❸ 接觸受沾污物件如玩具、餐具、毛巾及地墊等。

治療方法

溫醫生表示，現時並沒有藥物可治療手足口病，只能用藥物紓緩發燒和口腔潰瘍所引致的痛楚。大部份病徵輕微的患者會在7至10天內自行痊癒。因為脫水是最常見的併發症，患者應多喝水和休息。另外，由於其傳染特性高，故孩子應避免上學、參加集體活動或到人多擠迫的地方，直至發燒及紅疹消退，以及所有水泡結痂，以免把病毒傳染他人。

先天性心臟病
分類大不同

專家顧問：溫希蓮/兒科專科醫生

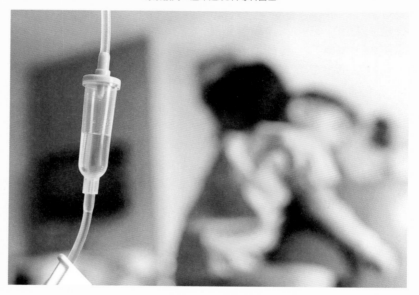

　　心臟的功能，便是將含有氧份的血液帶往身體不同部位，但心臟病會影響該功能，導致血液循環系統無法將氧氣輸送到其他器官，嚴重情況下會導致缺氧。對於患有先天性心臟病的嬰兒來說，這種疾病甚至可能導致夭折。本文請來專家，向各位爸媽講解先天性心臟病。

從何而來？

　　先天性心臟病作為一種常見的先天性疾病，每1,000個初生嬰兒當中便有8個罹患，是由於胎兒在孕期心臟發展不正常所致，但大部份原因不明。部份先天性心臟病患者，有可能受遺傳因素影響，例如家族成員有先天性心臟病，也有可能是基因出現問題，例如患有唐氏綜合症會提高患病比率。而孕期媽媽的健康和習慣

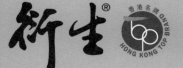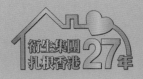
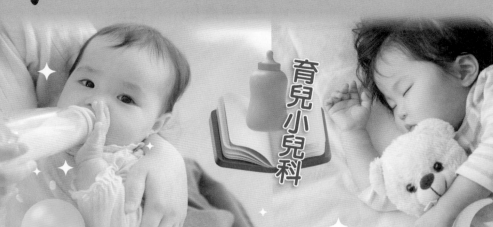
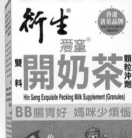
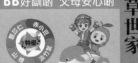
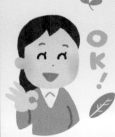
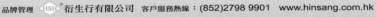
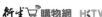   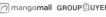
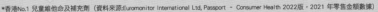

亦會影響，例如孕期染上德國麻疹、紅斑狼瘡等疾病；孕期有酗酒的習慣，或者曾孕期服用某些藥物、照過X光。

三種病徵

先天性心臟病可引發3種病徵，一種是無明顯不舒服，但醫生檢查心臟時會聽到雜聲；一種是心臟衰竭的情況，在吃奶時因為心臟無法負荷，經常會出現冒汗、氣促的情況；一種是口唇、手指、腳趾變紫藍色(紫紺)，這是一種比較嚴重的情況。

分類多多

先天性心臟病的診斷主要透過心臟超聲波形式，以照出心臟的結構問題。先天性心臟病有多種分類，不同種類其病症和治療方法都不同，其種類包括：

- 心室間隔缺損
- 主動脈縮窄
- 大血管異位
- 法樂氏四聯症
- 動脈導管未閉
- 心房間隔缺損
- 先天性主動脈瓣狹窄

寶寶能否痊癒，視乎本身患有何種心臟病。大概90%的先天性心臟病可透過藥物、介入性導管手術、外科手術治療，但10%情況非常複雜，需要考慮進行換心手術。

1. 心室間隔缺損

最常見的種類是心室間隔缺損（VSD），即兩邊心室中間穿了一個洞。嚴重程度視乎洞的位置和大小，有的患者該洞會自動癒合，這種情況便有機會自行痊癒，醫生只需從旁監測，確保無併發症即可；若洞口很大而且無法自行癒合，便需要透過吃藥控制，並可能需要進行心導管治療或外科手術。

2. 大血管異位

大血管異位是較嚴重的情況，這些嬰兒出生後便可能出現嚴重缺氧及紫紺，同時可能有心臟衰竭，有些甚至需要即時進行介入性導管治療，保證血液含氧量維持在正常水平。大血管異位的嬰兒，在出生後大概14天便需要進行大手術，將血管調回正確的位置。

3. 法樂氏四聯症

寶寶出生後主要病徵是發紺。治療方法是先做暫時性分流手

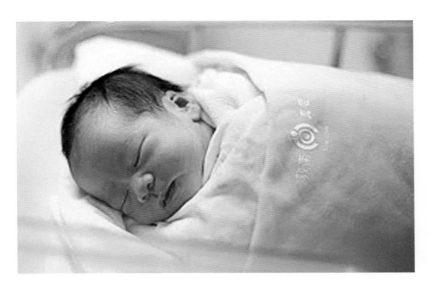

術，待寶寶6至12個月大才能進行完全矯正手術，但法樂氏四聯症手術後有機會留下心室間隔的缺損。

初生寶寶手術風險大

初生寶寶做心臟手術需要衡量較多風險，包括其體重能否承受麻醉風險，以及其體形大小亦會影響手術進行。如果必須做手術才能痊癒，但目前卻未達到能進行手術的體重，便只能先吃藥控制，亦會考慮做暫時性手術，例如介入性導管治療，幫助控制病情，待長大再做正式的手術。

後天需注意3事項

❶ 家長需要與心臟科醫生溝通，清楚了解寶寶患上何種心臟病，並由醫生制訂治療計劃，定時複診和跟進治療。若透過藥物控制，便要定時服藥。家長需記錄寶寶的病情，嚴重情況下需要立即求醫。此外，若寶寶同時患有其他疾病，例如肺炎，便需要盡快求醫。

❷ 醫生會建議一些合適的運動，有助於改善心肺功能，但病情嚴重的情況下，醫生則會限制其運動，因有機會導致缺氧。

❸ 注意口腔和牙齒護理，因為細菌有機會經口腔進入血液，導致心膜發炎。寶寶看牙醫時在某些程序前需先服用抗生素，防止心膜炎。

幼兒便秘
與排便習慣有關

專家顧問：張傑/兒科專科醫生

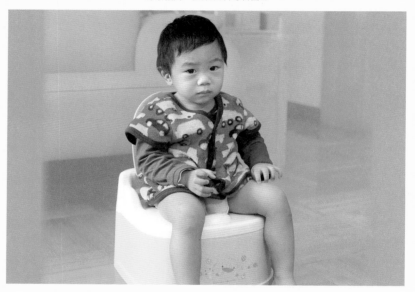

爸媽可能會疑惑：我的孩子2天才排1次便，是不是便秘？他每天都吃蔬果，為甚麼還會出現便秘的情況？便秘和甚麼有關係呢？原來，便秘不單與攝入水份和纖維素有關，不良的排便習慣也有可能造成這個問題。由兒科專科醫生為大家解答這個關於幼兒便秘的問題。

何謂便秘？

很多家長可能認為，便秘是指排便相隔時間長。兒科專科醫生張傑解釋，所謂便秘，是指幼兒在排便時感覺到異常辛苦，而且伴隨一些相關問題，例如肛門出血等情況，而不是純粹的排便相隔時間長。有些幼兒可能2天排便1次，但排出的糞便正常，排便過程也不辛苦，便不算便秘。當然，如果每次排便的時間相隔

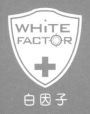

WHITE FACTOR
白因子

獲國際級認證有效對抗
多種細菌病毒達 99%*

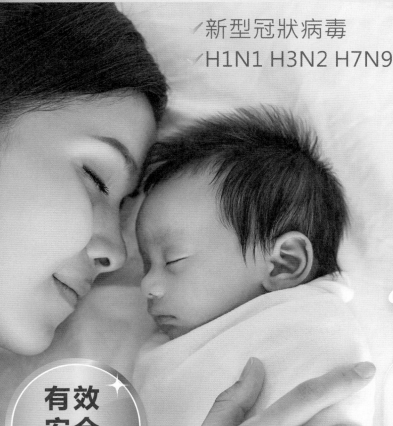

✓新型冠狀病毒　　　✓金黃葡萄球菌
✓H1N1 H3N2 H7N9　✓人類冠狀病毒
　　　　　　　　　　✓白色念珠菌
　　　　　　　　　　✓諾羅病毒
　　　　　　　　　　✓綠膿桿菌
　　　　　　　　　　✓大腸桿菌
　　　　　　　　　　✓腸病毒

**有效
安全
穩定**

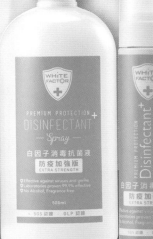

白因子不含酒精、香精，性質溫和，亦取得第三方
認證對於眼睛、皮膚、口腔無毒無刺激。適合日常
使用，用於皮膚、任個物件、空間消毒亦適合。

www.whitefactor.com.hk

*檢測報告請參閱官方網站

較長的話，一般排便的時候也會辛苦。

便秘問題 2歲開始

一般2歲過後幼兒才會開始出現便秘的情況。在這個年齡之前，幼兒基本上沒有能力去控制排便，而是不施加任何氣力，讓糞便自然地掉落。但是當我們嘗試讓幼兒學習如何操縱排便感覺和習慣時，這個階段最容易失控，他們可能會在肛門施加蠻力，從而造成便秘。

排便習慣差 導致便秘

張醫生認為，造成幼兒便秘最根本的原因，就是他們缺乏一個良好的排便習慣。很多爸媽在面對寶寶出現類似便秘的狀態時，都會感覺無奈，因為他們認為自己已經給幼兒攝入足夠的水份和纖維素食物，卻仍然出現這種情況。所以，問題並不是因為這些所謂協助腸道蠕動的東西不夠，而是因為幼兒缺乏最基礎的排便習慣。當然，如果只有排便動力而沒有水份和纖維素的推動，也是會容易產生便秘問題的。

影響寶寶身心

便秘會影響幼兒的身體健康，最明顯的就是令幼兒感到不適，包括長時間的肚痛，以及肛門的痛楚。另一方面，幼兒的心理亦會受到便秘的影響。由於每次大便都需要很長時間，而且感到痛苦，所以幼兒容易對大便產生恐懼；再加上父母常常用威迫利誘的方法逼迫寶寶排便，也會增加他們的不安。不過，在大人當中常見的痔瘡，一般不會發生在幼兒身上。

如何緩解便秘症狀？

若幼兒便秘，最重要的還是需要爸媽為他們培養定時如廁的習慣。在習慣尚未形成之前，可以考慮用少許由醫生處方紓緩排便的藥物。當然，如果能夠保持足夠的水份和纖維素，是有助於排便習慣的形成。為保持均衡飲食，每日應進食最少兩份水果與三份蔬菜。張醫生提醒，在這個如廁訓練的過程當中，必然會有很多失敗的經歷，父母必須保持正面和不要太過心急，以免為幼兒造成不必要的壓力，但是爸媽堅決的態度，對幼兒學習排便而言也是必要的。

戒口
西醫也建議？

專家顧問：張傑/兒科專科醫生

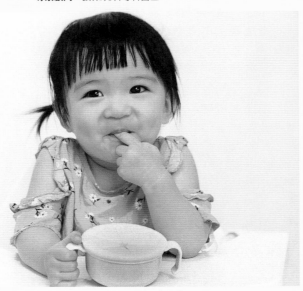

　　香港雖然是個華洋共處的社會，但是大部份人仍然有中國人傳統的習慣。對於健康，「戒口」行為幾乎每位長輩都有其獨特的見解，有人說：「西方醫學並沒有戒口的，所以不用浪費時間問醫生需否戒口。」

西醫也有「戒口」

　　兒科專科醫生張傑表示，其實西醫也有「戒口」這回事，只是西醫的做法與中醫不同而已，所以才會產生見解上的分歧。現在綜合一下各方的見解：

　　構成生命危險之病：有某些類型的新陳代謝病是絕對禁止進食某種食物，否則，便會令到身體造成有害的新陳代謝物和極度酸鹼度不平衡，結果可導致器官受破壞，甚至死亡，所以，患這

種疾病是絕對需要戒口。

誘發疾病復發：其中一種最常見的例子是敏感症，例如濕疹。由於濕疹的反覆性，所以，父母必然十分擔心孩子患的濕疹不能夠「斷尾」。除了合理用藥外，避免致敏原也是重點。中國人喜歡針對避開較「毒」的食物，例如牛肉、蝦、蟹、貝殼類等，可是，這並非容易令現代人明白，以及不會經常奏效。最終，往往令父母無所適從，不知道可以煮甚麼食物給孩子進食，長此下去，或有機會導致營養失衡。

造成極大不適之病：其中一個例子，就是出現嚴重的食物敏感反應，例如有些人一旦接觸到花生，便會出現非常嚴重的敏感反應，包括出現紅疹、水腫、氣管收縮等反應，嚴重時可引致呼吸衰竭，所以也是絕對有必要戒口。

避免生病期不適或惡化：例如患腸胃炎期間，病人進食脂肪量高或纖維高的食物，便會刺激腸的蠕動，增加腹痛和腹瀉的情況，所以，要戒食這些食物。

協助康復期的修復：以嬰兒腹瀉為例，在急性病毒入侵腸道後，小腸壁上的絨毛會被破壞，以致不能正常吸收食物，尤其是乳糖。在這時候，如果勉強餵食奶類製品，只會令大便繼續稀爛。所以，惟有在這時候戒飲牛奶，短期內改為以豆奶取代。

進行致敏原測試

預防誘發疾病的復發而真正奏效的戒口，張傑醫生建議先正式進行致敏原測試，包括「皮膚點刺測試」及「驗血測試」兩種方法。無論結果顯示陽性或陰性，都具有重要意義：

陽性：很有可能這個致敏原可誘發敏感症發作。

陰性：幾乎肯定這個物質是不會誘發敏感症，並可放心食用。

討論如何合理地戒口

有了這些結果後，父母便可與醫生討論如何合理地戒口，例如長輩建議較「毒」的食物不要碰，但是如果化驗結果是陰性的話，便可以不用完全戒除這幾種「毒」物。相反，如果顯示陽性的結果，便戒除那幾種會誘發疾病復發的食物，並看敏感情況的反應。這樣做的話，會較合情和合理，而且對孩子也公平。

喜療疤®

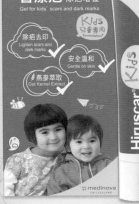

2歲或以上兒童適用

Hiruscar®
喜療疤® 除疤啫喱
Gel for kids' scars and dark marks

- 除疤去印 Lighten scars and dark marks
- 安全溫和 Gentle on skin
- 燕麥萃取 Oat Kernel Extract

98% *
試用小朋友疤痕
於2星期內改善

撫平疤痕	含MPS及洋蔥精華，平衡骨膠原生長，軟化及改善疤痕
淡化疤印	滋潤皮膚改善補濕能力
安全溫和	燕麥萃取及蘆薈配方滋潤修復，安心防敏

*根據Info-Focus, Co., Ltd. 2012年統計的親身測試結果，98.1%試用小朋友2星期疤痕明顯改善。

香港醫護學會認可產品^

手術疤痕專用
如剖腹產子、外科手術、整形手術

4星期見效*
- 淡化疤痕及色印
- 加快撫平及軟化疤痕
- 舒緩疤痕造成的痕癢
- 維持肌膚水分平衡

*The Efficacy report for Silicone Pro (Dermacon Asia Co., Ltd #DA16A004-1) (2016)

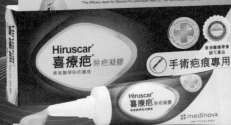

Hiruscar®
喜療疤® 除疤凝膠
專業醫學除疤護理

手術疤痕專用

特有凝膠成分 Silicone
保持皮膚濕潤，舒緩疤痕引致的痕癢及不適

三效淡印成分
維他命E、維他命C及MPS
有助淡化疤痕及色印

4星期醫學平疤淡印#

蕭小姐-手術疤痕已形成3個月

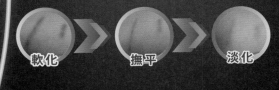

軟化 撫平 淡化

根據Info-Focus Hiruscar Silicone Pro Product Placement Test研究證實超過96%用家認同Silicone Pro能4星期減淡疤痕。
^喜療疤除疤凝膠已於2022年通過「香港醫護學會認可產品」的評審並獲得「香港醫護學會認可產品」資格。

立即瞭解更多

嬰兒腸套疊
腹痛別輕忽

專家顧問：張錦流/兒科專科醫生

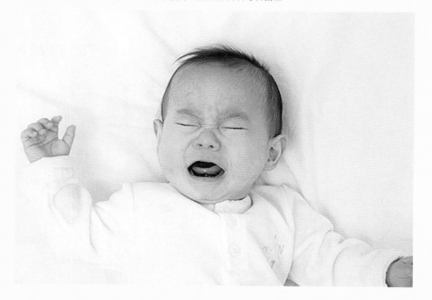

孩子哭鬧、嘔吐又腹痛，有可能不是單純的急性腸胃炎，而是腸子打「結」的警號！腸套疊是新生嬰兒常見腸道問題，這時期的幼兒大多只會以哭來表達疼痛，對於這個難診斷、變化又大的疾病，究竟該如何正確的進行診斷呢？本文由兒科專科醫生為我們一一解答。

何謂腸套疊？

腸套疊是指一段腸道套進另一段腸道，是幼兒腸道梗塞的常見原因之一。張錦流醫生表示，通常的病因是起於嬰兒受過濾性病毒感染後，腸淋巴腺腫大；當大腸的開頭套入前端的小腸時，扭曲的腸子腫脹，便會造成阻塞，形成腸套疊。但偶然也會因為梅克耳氏憩室和瘜肉等相關腸道疾病，而引發腸套疊。

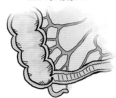
正常腸道

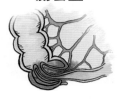
腸套疊

初生兒病發率最高

　　腸套疊有可能在任何年紀發生，張醫生表示這病多出現於嬰兒和幼童身上，約有75%發生在0至2歲幼兒身上，其中以5至9個月大的幼兒病發率最高。最常見在數個月大至2歲的小孩身上，而男嬰的發生機率較女嬰多。

4大臨床症狀

　　腸套疊主要有4大臨床症狀，如果孩子出現以下症狀，可能懷疑罹患腸套疊：

❶ 間歇性哭鬧或腹痛：小朋友會一陣一陣哭鬧，每隔十至二十分鐘就會痛一次，但不痛時，孩子看起來一切正常。然而一旦痛起來就是劇烈疼痛，孩子的表現除了大哭外，身體會痛到蜷曲起來，變成像蝦子的形狀，常是剛發病出現的症狀。

❷ 嘔吐：初期嘔吐多為吐奶或食物，但隨時間若腸子未解套，就會漸漸出現黃綠色膽汁的嘔吐物，此表示腸道可能已經發生阻塞的現象。

❸ 暗紅黑加侖果醬的大便：排出的大便中帶有血絲和腸子黏液，呈現「膠狀」。通常是腸子套住較長的時間後才出現。

❹ 腫塊：做腹部檢查時，大部份可摸到類似香腸的硬塊，且在腹痛時更加明顯。

初期或毋須開刀

　　治療腸套疊的方法因人而異，張醫生指初期腸套疊的治療，可利用空氣或鋇灌腸復原法把腸送回原位，毋須開刀做手術。不過，假如套疊的一截已壞死，便必須做割除手術。腸套疊若在24小時內診斷及治療，復原效果較佳；但若延遲診斷及治療，則容易造成孩子的生命危險，如容易發生腸壞死、腸穿孔，最後變成腹膜炎危及生命。而成功診治腸套疊後，亦有小部份患者會復發，但因已有經驗，大多能及時就醫。

輪狀病毒
常見兒童病

專家顧問：徐傑/兒科專科醫生

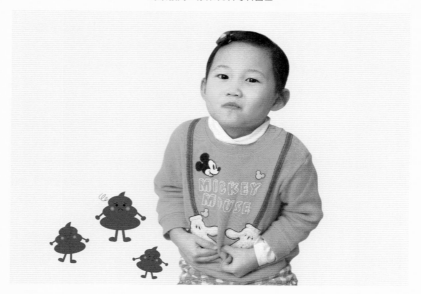

　　輪狀病毒於幼兒間非常普遍，它屬於急性腸胃病，由於腹瀉的徵狀十分嚴重，患病兒童的病徵會令他們相當辛苦，故令許多家長都很擔心。究竟家長可如何為孩子預防輪狀病毒？它是經由哪種途徑感染的？以下由兒科專科醫生為家長詳細分析輪狀病毒。

極常見兒童病

　　徐傑醫生表示，輪狀病毒是非常常見的兒童疾病。一般而言，大部份5歲以下的孩子，都曾感染輪狀病毒。此為具有極高傳染性的幼兒急性腸胃病，患者可能出現嚴重的腹瀉及脫水。而2歲以下的幼兒，由於體內水份較少，因此腹瀉徵狀大多更為嚴重，同時亦更容易出現脫水情況，患者可能需要入院治療。

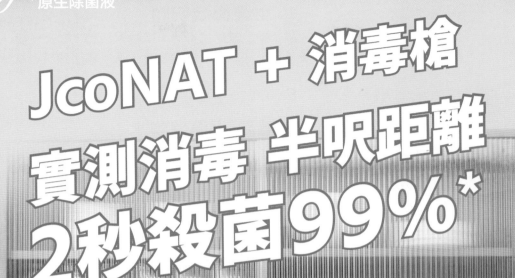

主要徵狀明顯

徐醫生表示，孩子染上輪狀病毒的徵狀較為明顯，家長察覺時，應盡快帶孩子求醫。一般醫生都會為孩子進行糞便測試，以下為4項主要徵狀：

❶ 發燒　　　❷ 腹瀉　　　❸ 肚痛　　　❹ 嘔吐

嚴重影響 出現脫水

輪狀病毒可能對患者造成各大小不同的影響，包括可能出現併發症。但一般而言，徐醫生表示只要患者有接受適當治療，並不會出現嚴重的併發症。以下為輪狀病毒可能出現的影響及併發症：

❶ 食慾大減　　　❷ 脫水徵狀　　　❸ 休克　　　❹ 生命危險

尚未有藥物治療

徐醫生表示輪狀病毒現時仍未有針對性的藥物治療，故治療時會以支援式治療為主，針對患者的徵狀，而作出相應措施，例如於孩子脫水時，為其吊鹽水等，讓患者以自身免疫系統對抗病毒。亦因如此，為免讓孩子經歷患病的痛苦，家長理應為孩子好好預防。

保持衛生 提升免疫力

要預防輪狀病毒，徐醫生建議注射疫苗是其中一項方法，可是輪狀病毒疫苗並非政府規定接種疫苗之一，因此家長應主動留意，並為孩子安排接種。此外，以下3項方法對預防輪狀病毒，亦相當重要：

❶ **良好衛生習慣**：擁有良好的衛生習慣，便可減低病從口入的風險，患病機會會大大減少。

❷ **均衡飲食**：維持均衡飲食習慣，提升自身抵抗力及免疫力。

❸ **保持運動習慣**：良好的運動習慣增強孩子的免疫系統。

口糞傳播 高傳染性

輪狀病毒的傳播方式為口糞傳播，具有相當高的傳染性。所謂病從口入，這大多與小朋友的衛生習慣有關。小朋友接觸過不潔物品，或是把含有其他患者病菌的污物從口部進入體內時，例如糞便等，便有可能受到感染。

腸病毒
和腸胃炎無關

專家顧問：伍永強/兒科專科醫生

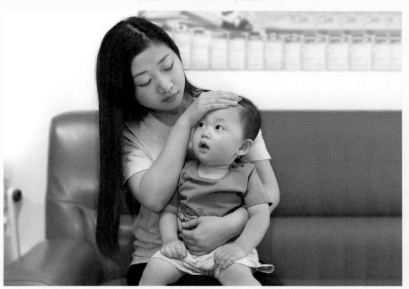

　　由於腸病毒和腸胃炎均有一個「腸」字，讓家長容易誤會兩者有關聯，其實它們大有不同。腸病毒其實是手足口病、紅眼症、小兒麻痺症的「元凶」！它的種類十分多樣，可能對人體不造成任何影響，但亦有機會引起嚴重疾病，本文由專家帶大家認識腸病毒吧！

認識腸病毒

　　腸病毒（Enterovirus）是一種可在消化道繁殖的RNA病毒，涵蓋種類廣泛，包括不同類型的柯薩奇病毒、伊科病毒(Echoviruses)及可引起小兒麻痺症的脊髓灰質炎病毒。近十幾年出現的EV71因為可引起較嚴重的併發症，故特別受到關注。不同種類的腸病毒擁有相近的特性，除了形態結構相似，它們可在腸

道、呼吸道繁殖，包括口腔、腸黏膜、大腸、小腸、淋巴組織等位置，而口腔和大便當中的病毒濃度最高。腸病毒的變異速度很快，經常會繁殖出新品種，並影響身體的神經線。腸病毒一般活躍於春夏季節。

分泌物可傳播

腸病毒的潛伏期一般為3至5日，雖然此時未顯現症狀，但已經具備傳染性。腸病毒可以透過任何分泌物傳播，包括大便、唾液、眼淚、汗液等，接觸大便的幼兒紙尿片及衣物亦有傳染性；病毒亦有可能附在物件表面，然後透過觸摸沾上。由於病毒在環境中能持久存活，所以要杜絕傳播並不容易。

特殊症候群症狀明顯

很多人在感染腸病毒後並沒有任何症狀，身體自行恢復而不自知，卻可傳染他人。不少患者只出現喉嚨痛、發燒等類似普通上呼吸道感染或感冒的症狀，臨床無法診斷，只能透過檢測辨認。當腸病毒引起一些比較特殊症候群，或出現社區爆發時，醫生便可臨床診斷。例如手足口病，便是一種由腸病毒引起的疾病，開始時只發高燒，幾天後才出現紅疹，主要分佈在手、腳及嘴邊，而小點狀的紅疹很快便化作水泡，口腔內又出現潰瘍。紅眼症亦可由腸病毒引起，感染者眼膜通紅，嚴重可出血及引起角膜炎。

可產生嚴重併發症

除了手足口病、紅眼症等流行疾病，腸病毒還有可能引起嚴重的併發症，例如腦膜炎及心肌炎。若幼兒感染腸病毒後出現頭痛、神智不清的症狀，或出現氣促、心跳紊亂、嘔吐不停等，都可能是出現併發症的先兆。

搓手液不能預防腸病毒

伍醫生指出，完全杜絕腸病毒不是一件容易的事情，目前只有針對小兒麻痺症的疫苗可以預防脊髓灰質炎病毒；而針對EV71的疫苗目前只有中國內地提供，香港與西方國家尚未推行。不過輕微的腸病毒不會引起嚴重的情況，若發現嚴重的個案，學校會停課兩周進行大清潔。為了避免腸病毒的傳播，幼兒必須勤洗

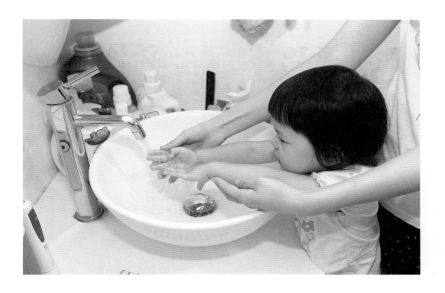

手，幼稚園要定時清潔玩具，而且用漂白水清潔校園環境。若幼兒出現症狀，應留在家中，切勿前往學校。伍醫生提醒，酒精搓手液並不能殺死腸病毒，因此用酒精搓手液洗手以及用酒精清潔環境，對預防腸病毒並無效，要減低傳播只有多洗手保持清潔。

症狀治療與控制併發症

若幼兒感染腸病毒後，出現了發燒、大量口腔潰瘍、手腳出疹、紅眼的症狀，醫生一般會採用藥物紓緩病徵。家長需多為孩子補充水份，避免進食乾的食物，例如花生、餅乾、薯片等。如果口腔潰瘍和發燒影響了幼兒進食，引起脫水情況，便可能要住院治理。除了紓緩幼兒症狀，更重要的是控制嚴重併發症的出現。患者的症狀消失後，大便當中仍然會帶有腸病毒，可以維持2至3個月不等，所以要時常保持清潔衛生，才可減低腸病毒的傳播。

腸病毒腸胃炎大不同

很多人會混淆腸病毒和腸胃炎，認為兩者有所關聯。伍醫生表示，腸胃炎的典型症狀是腹瀉、發燒，可由輪狀病毒等引起，而腸病毒雖然能在大便驗出病毒，但腸病毒患者的典型症狀並不是腹瀉。

唐氏綜合症
出現較多併發症

專家顧問：譚婉珊/兒科專科醫生

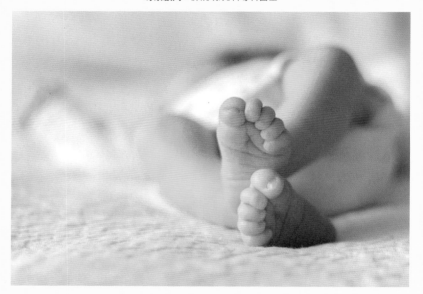

　　產前檢查已經能較準確地篩查出患有唐氏綜合症的胎兒，父母可以選擇是否生下患病寶寶。有的父母相信，每個降臨在世的寶寶都是上天的恩賜，並決定讓他們出生給予悉心照顧。那麼唐氏綜合症的寶寶出生後可能會面臨甚麼問題呢？及早了解清楚，有助父母日後更坦然地面對。

染色體問題

　　唐氏綜合症（Down Syndrome）是一種遺傳疾病，一般正常人有23對、46條染色體，但唐氏綜合症的患者在第21對染色體中多出了1條，即21號染色體的三體現象。身體狀況正常的父母亦有機會生出唐氏綜合症幼兒，而家族中有唐氏綜合症成員的父母和高齡產婦，更會提高幼兒罹患唐氏綜合症的風險。

高齡產婦影響較大

　　唐氏綜合症是在精子和卵子結合和分裂過程中出現問題而產生。由於卵子從女性出生便已經製造完成，卵子質量會隨着年齡增長而下降，因此生育年齡越高，卵子的質量越低，幼兒出現唐氏綜合症的風險越高。

外貌特殊

　　唐氏綜合症幼兒的外貌受疾病影響會有所不同，包括頭部體積相對較小，頸部較短且頸椎脆弱，舌頭較大而導致嘴部時常難以閉合，鼻部扁塌，眼睛小且兩側微微向上挑起。此外，患者的手指亦會較短小。

較多併發症

　　唐氏綜合症對幼兒的健康狀況亦會造成不同的問題，它會影響心臟的正常功能，可能會引發嚴重的心臟疾病；患者容易出現胃酸倒流，影響初生時的飲奶情況；免疫系統較差；出現血癌的機會較高，也易產生肥胖問題，其肌肉的張力較差，可引致睡眠窒息症。此外，發展遲緩也是唐氏綜合症的常見特徵，例如正常幼兒3個月時頸椎已經長硬，但患病幼兒需要更長的時間；其吞嚥能力也較差等；智力方面，亦容易出現輕度或中度智障的問題。

控制併發症

　　唐氏綜合症目前尚無治療方法，而患兒在往後生活中會出現較多併發症，但如果能得到妥善的照護，患者的壽命預計可以延長到50至60歲。其間醫生會按照患兒的併發症情況作出幫助及控制，這能盡量降低對患兒生活的影響。例如對心臟功能較差的患兒，可透過手術來改善或改正心臟結構的問題，而患兒在日常生活中可能無法進行運動，需要照顧者的注意。若出現發展遲緩的問題，可透過訓練、物理治療或職業治療等，因應不同的程度進行訓練以幫助發展。但患兒的智力需要出生後才能進行測試，如智力方面屬於輕度遲緩，透過訓練後能培養簡單的自理及工作能力。而較嚴重的患者，其生活自理能力或難以培養，非常需要依賴父母和他人的照顧。

小兒百日咳
初生B易感染

專家顧問：鄧秀碩／兒科專科醫生

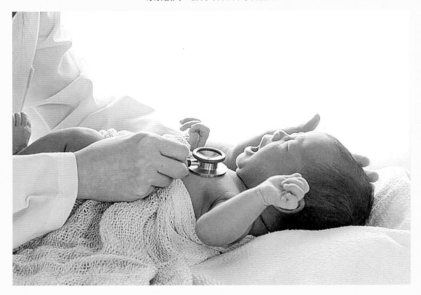

　　百日咳是一種呼吸道感染疾病，大人細路都有可能感染。若大人感染，一般只會出現像普通感冒一樣的輕微症狀，但4個月以下幼兒感染卻有可能引發嚴重的併發症，需要家長注意。本文由兒科專科醫生為大家講解小兒百日咳，它與感冒咳嗽到底有何不同？

可飛沫傳播

　　兒科專科醫生鄧秀碩表示，百日咳是一種呼吸道感染疾病，由一種名為百日咳博德氏桿菌（Bordetella pertussis）的細菌引起，可透過病患的飛沫於空氣中高度傳播，潛伏期一般為7至10日，但最長可以潛伏至21日。大人幼兒均會感染該菌，隨着年齡增長，其表現症狀更類似普通感冒，包括打噴嚏、流鼻水、咳

嗽、發燒，時而有痰時而沒痰。

出現嚴重咳嗽

家長需要注意，嬰幼兒時期感染的風險更高，症狀亦更明顯和嚴重。小兒百日咳發作可分為兩個階段：

痙攣性咳嗽：臉色變青，甚至出現抽筋和呼吸困難的情況。

陣發性咳嗽：經常咳幾聲，而且咳嗽的聲音很特別，會用力呼吸，出現回氣的高音，因此百日咳又稱為whooping cough。這種情況可能會持續超過100日或者10周，故被稱為「百日咳」。

可引發嚴重併發症

百日咳的症狀和普通感冒類似，臨床上家長未必能準確區分，但百日咳與一般咳嗽不同，鄧醫生提醒，如果嬰幼兒出現持續咳嗽，甚至嘔吐、口唇變黑的情況，伴隨吞嚥、睡覺的問題，便需要盡早求醫。百日咳不僅會影響嬰幼兒的進食和睡眠，嚴重時甚至會引發氣管炎、支氣管炎、肺炎等，以及出現窒息和致命的情況。

4個月以下易感染

本港出生的嬰幼兒，在出生後第2、4、6及18個月必須接種百日咳疫苗。而4個月以下的嬰幼兒由於尚未接種疫苗，或者只接種了第一針疫苗，未能提供充足的保護，因此感染的風險較大。2至4歲的幼兒由於剛剛接種完4針疫苗，因此這段時期受感染的風險最低。待至小學年齡，由於抗體的減少，感染的風險亦會隨之增加，但病症類似普通感冒，不再似嬰幼兒時期嚴重。

真空期如何預防？

在嬰兒出生後、接種疫苗之前的幾個月真空期，應該如何預防小兒百日咳？鄧醫生提出以下幾點建議：

- 出生首幾個月，減少嬰兒到公眾場合以及與陌生人接觸的機會，盡量避免百日宴、滿月宴等活動。獨生子女家庭的感染機率會低於有兄弟姊妹的家庭。
- 建議孕婦在妊娠第二、三期時接種百日咳疫苗，以減少孕婦受感染，並將抗體傳遞給胎兒。
- 注意個人衛生，勤洗手、戴口罩，並做好環境清潔。

心律不正
心跳過快過慢

專家顧問：麥偉猷/兒科專科醫生

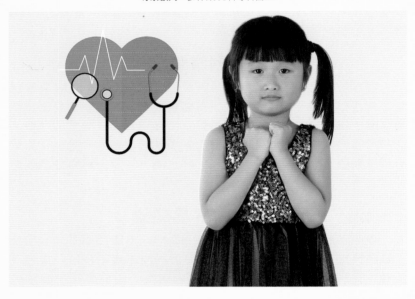

　　胸悶、胸痛、心悸和頭暈……這些都是常見的心臟問題，但如果小朋友心臟跳得過快或過慢，那麼家長便要留意他們是否有可能是心律不整。以下將由兒科專科醫生為大家詳細講解。

何謂心律不整？

　　心律不整就是心跳不規則，或慢或快或亂跳，心律不整常是醫生在聽診時發現，當然如果家長會數脈搏或摸心跳，也可能及早發現。麥偉猷醫生表示心律不整大致分為兩類，包括心跳過快和心跳過慢。而心律不整的症狀如下：

- **心跳快**：平時靜止坐着時感受不到，但卻在人平復時感受到心跳加快。

- **心跳亂跳**：突然感覺到心跳比平時快，亦會有數下跳得強而有力。
- **心跳慢**：感到頭重腳輕、頭暈、冒汗、心口重及氣喘。

為何會造成心律不整？

麥醫生指造成兒童心律不整的原因不定，可能包括心肌病、心臟肌肉結構問題，或其他心臟病、心血管等問題，以及受藥物、甲狀腺疾病、糖尿病、高血壓等影響，又或是心臟傳導系統異常，而造成突發性心跳過快，甚至會造成心跳過慢，出現各種不同的心律不整。

需要接受哪些檢查呢？

懷疑孩子患有心律不整，最正確快速的檢查做法就是照心電圖，以及安排接受24小時動態心電監察，此能正確的記錄心律不整的種類、持續時間及嚴重程度。另外，為了排除造成心律不整的各種原因，患者亦需要做仔細的身體檢查、驗血、X光、超聲波心電圖等，以確定心律不整是因為發炎或其他原因所造成。不過，麥醫生表示大部份小兒心律不整都屬於良性，不需要做任何的治療，只需定期接受心電圖檢查，並監察心律不整是否有惡化的跡象。只有少數的心律不整，譬如陣發性心跳過速，則需仔細的心臟檢查。

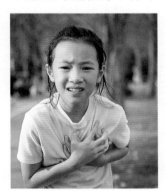

心律不整難以查找成因，即使患有亦不一定表示患有嚴重的心臟疾病。

每分鐘心跳多少才是正常？

心跳需視乎年齡和生理狀況而定，在休息狀態下，不同年齡的每分鐘心跳次數大致如下：

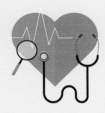

新生兒：100~150次/分

幼兒期：85~125次/分

學齡期兒童（6歲以上）：60~100次/分

大人：60~100次/分

新生兒心雜音
是否有心臟病？

專家顧問：麥偉猷/兒科專科醫生

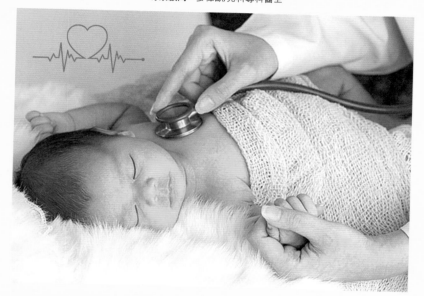

　　先天性心臟病患者日常出現的表徵之一是心臟雜音，但不少幼兒在2、3個月大時，雖然沒有先天性心臟病，也會被發現心有雜音。若有這種情況，只需由小兒心臟科專家檢查即可診斷出來。若父母仍然擔心，可要求再次覆診，甚至以超聲波檢查心臟，便可得到百分百的確診。以下由兒科心臟學會幹事醫生為家長作詳細講解。

心雜音分2類

　　心雜音一般可分為功能性及病理性。麥偉猷醫生表示，功能性雜音是良性的，並沒有心臟構造異常的狀況；至於病理性雜音則代表有心臟血管異常的問題。有些初生嬰兒在健康檢查時所聽到的心雜音，大多數都屬於良性的功能性雜音。

❶ **功能性心雜音：**是一種無害性心雜音，通常心臟的結構是正常的，這種情形常常發生在運動後、緊張或發燒的正常孩子身上。不過，即使是心臟功能正常的心雜音，家長也需注意孩子身體有沒有其他問題，例如有沒有貧血、甲狀腺功能、高血壓的狀況，因為上述疾病也會因為血流加速，產生類似功能性心雜音，而需進一步治療。

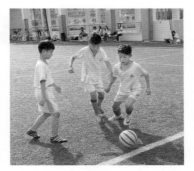

無害的心雜音並不具有特別的意義，也不會傷害孩子。

❷ **病理性心雜音：**指心臟本身結構出了問題，可能心臟內有缺陷，例如心房或心室中膈缺損，或是血管、心臟瓣膜狹窄或閉鎖不全，或是血管間有不正常的溝通。血液在這些不正常的通道流動時，會隨血流壓力的高低、流量的大小、流速的快慢，形成各種形式的心雜音。心雜音的大小聲，並不能完全反映出心臟病的嚴重度，還需要進一步以心臟超聲波作評估。

如何確診是否為良性？

麥醫生表示，有心雜音不等於有心臟病，但沒有心雜音也不代表沒有心臟疾病。因此，對於嬰幼兒的身體檢查，除了由醫生仔細地聽診，以分辨功能性和病理性雜音外，醫生也會謹慎注意其他有關的徵兆。有時醫生會做個簡單的心臟超聲波檢查，找出心雜音的真正原因，以及其對心臟功能的影響。

甚麼是心雜音？

心音是由醫生藉着聽診器擴大聲音的作用，會聽到心臟跳動的聲音。我們在心臟的收縮舒張、瓣膜的開合時，可以讓醫生聽到正常的心音。然而，當血液經過狹窄且有壓力的通道，或血液加速、逆流、亂流時，就會聽到不正常的心音。因此，麥偉猷醫生表示心雜音是代表心臟的一種狀況，並不是一種疾病。一般而言，家長還應注意孩子是否有其他心臟病，例如有沒有發紺、心跳及呼吸速率如何、心搏強弱、心音變化、有否肝臟腫大等，以及是否有昏厥、心悸、胸悶，或其他心臟病的病史，當然家族病患史也是很重要。

新生嬰兒黃疸
或致腦細胞受損

專家顧問：劉孟蛟/兒科專科醫生

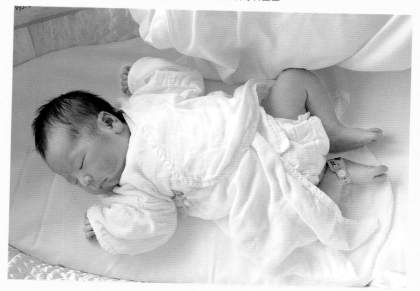

　　寶寶出生後，有不少新手父母或會被嬰兒的「黃皮膚」所嚇倒，其實小兒黃疸病並不罕見，但不及時處理，則會為孩子帶來嚴重的影響。以下由兒科專科醫生為家長詳細講解新生嬰兒患黃疸病的成因，以及治療方法。

黃疸分2類

　　劉孟蛟醫生表示，新生嬰兒黃疸一般會在出生後第2至第3天出現，出生後約第3至5天，嬰兒體內的膽紅素會上升至最高峰，但大約到7至10天左右，當嬰兒的肝臟逐漸成熟，能有效地處理膽素時，黃疸情況便會減退，這是最常見的「生理性黃疸」。

　　但另一種稱為「病理性黃疸」，父母則需多加留意，一般在出生第1天便會出現，成因包括餵哺情況不理想、嬰兒與母親的血

型不吻合、出生後受感染及蠶豆症等，造成嬰兒的體內膽紅素過多。如黃疸指數急劇上升，可引致嚴重的後遺症，或對腦部造成永久性傷害，如果再嚴重一些的話，更可以導致死亡。

治療方法

劉醫生表示患有黃疸的嬰兒大多毋須接受治療，因隨着肝臟慢慢成熟，以及紅血球分解減少，黃疸便會漸漸消失。不過，當膽紅素過高或急速上升時，嬰兒便要到醫院接受適當的治療，例如光療，俗稱「照燈」。而在罕見情況下，當嚴重的黃疸對其他治療沒有反應時，膽紅素仍然

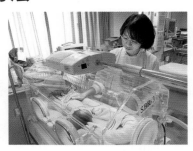

患黃疸症的嬰兒會被放在一個發出藍色光譜的保溫箱中，以光改變膽紅素結構。

處於高水平，那麼嬰兒便可能需要於臍帶位置進行換血治療，將含有高水平膽紅素的血抽走，然後將不含膽紅素含量低及已配對的血液加入，以平衡血量，從而稀釋血內的膽紅素。

改善餵哺習慣

雖然母乳營養好，有助腦力和免疫力發展，故一般會鼓勵媽媽餵母乳，但劉醫生表示，不少新手媽媽因哺乳經驗不足或乳量比較少，而使嬰兒喝奶不足，造成脫水情況，導致加重黃疸症的出現。因此，當嬰兒黃疸還不很嚴重時，醫生會建議改變能降低膽紅素水平的餵哺習慣，有時會建議媽媽給予寶寶飲用配方奶粉來補充，以確保水份充足，避免脫水情況加劇。

甚麼是黃疸病？

新生嬰兒黃疸病是指嬰兒於出生後1個月內，皮膚及眼白均有發黃現象，主要原因是嬰兒血液中的膽紅素過高所引致。膽紅素的產生是由於人體內的紅血球經正常分解後而成，正常經肝臟處理後，會變為無害代謝物，及後會經由大便及小便排出體外。不過，由於新生嬰兒所需的紅血球數量比胎兒期少，紅血球分解會暫時增加，並產生比較多的膽紅素；再加上其肝臟尚未發育成熟，故不能迅速處理過多的膽紅素，所以便積存在體內，因而出現新生嬰兒黃疸。

兒童糖尿
口渴尿頻先兆

專家顧問：卓凌/兒科專科醫生

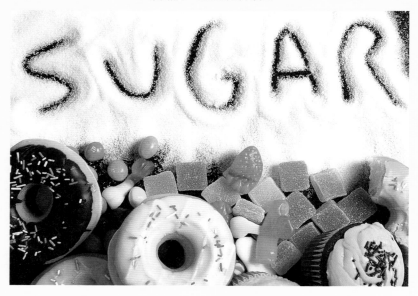

　　糖尿病是非常普遍的疾病，不只是成年人有機會患上，年幼的孩子也可以成為患童。最年輕的患者小至4至6歲，45%患童會在10歲前出現病徵。導致孩子患上糖尿病的成因與遺傳因素、環境及生活方式有關。

口渴、尿頻要注意

　　兒科專科醫生卓凌表示，現在最年輕糖尿病患者為4至6歲，45%糖尿病患童會在10歲前出現病徵。當孩子患上糖尿病後，他們會出現以下病徵，家長需察覺：

- 不時會感到非常口渴
- 常感到疲倦
- 尿頻

- 體重較輕，甚至越來越輕
- 如長期患上糖尿病，可能會導致心臟病、眼疾、腎病，以及神經疾病

受多方面影響

　　導致孩子患上糖尿病的原因有許多，部份患童是受遺傳因素影響而患病，另外一些患童則受環境及生活方式因素影響而患病。孩子於進食後體內血糖上升，身體會分泌荷爾蒙胰島素，並留在細胞內吸收糖份，如果胰島素不足，久而久之便會導致糖尿病。

　　糖尿病可分為一型及二型，一型糖尿病患童是因為體內缺乏胰島素而患病，而二型糖尿病患童除了體內缺乏胰島素，他們體內的細胞對胰島素更產生抗拒，因而患上糖尿病。

二型糖尿病飆升原因

　　糖尿病飆升的成因並不能單以人群內的傳統遺傳基因帶致病編碼以作解釋。近年醫學研究顯示，眾多不良環境因素除了令體質改動，甚至會引致表觀遺傳變化，因而造成細胞功能失調，繼而導致一代傳一代的致病因素惡性地擴大。除了遺傳基因，環境因素也可引致糖尿病，當中可細分為產前、生產期、嬰兒成長、發育時期及體質改動：

- **產前因素：**肥胖性孕婦，孕婦於妊娠期間過度增加體重，患上妊娠糖尿病、不良飲食習慣，以及於懷孕期間吸煙；

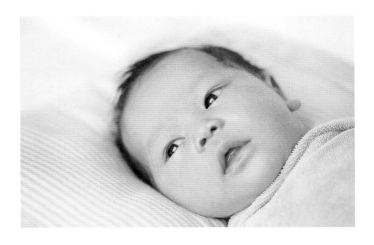

- **生產期和嬰兒成長期因素：**嬰兒經剖腹生產、孕婦高齡生產、早產、以奶粉餵哺嬰兒，嬰兒體重增加過快、過早給嬰兒引入固體食物（早於4個月）、孕婦或嬰兒服用抗生素，以及嬰兒吸入二手煙；
- **成長期因素：**攝入過量糖份、缺乏運動如常用電腦、常看電視、長時間接觸電子遊戲，或於2至6歲幼兒期快速增重、睡眠不足或吸入二手煙；
- **體質改動因素：**腸道菌群變化，內臟脂肪及脂肪因子增加，脂肪組織擴張、體內抗拒細胞胰島素、產生全身炎症反應及中央肥胖。

注意食物性質

卓凌醫生表示，糖尿病患童在飲食選擇上並不能簡單地概括為戒口以作限制，這是一種過於簡單的說法，這並沒有突出相關原則的要旨。反之，應該注意各種關鍵食物的性質，包括其熱量、對血糖急升的影響，例如血糖急升主要來自碳水化合物成份，尤其是單或多糖，以及其他同時攝入的食物之特性，例如脂肪、纖維等。

在現實生活中，如能以合適的熱能（不過多）、低單糖、高營養、高纖維、低飽和及反式脂肪的原則去安排飲食，不僅適用於糖尿病患童，也可應用於其他家庭成員身上，若能讓全家一致配合，更可減低糖尿病患童構成個人不愉快的經驗。

及早預防

父母應該及早識別和了解兒童有否家族高危因素，從懷孕期間開始管理，避免胎兒因在高危環境中埋下肥胖或代謝失調的因素。孕婦於產後應系統化地跟進子女的發育成長，積極地建立子女健康的生活習慣。同時，若發現孩童有上述高危因素，可尋求專業意見予以改善。

孩童如患上兒童糖尿病應每日計算碳水化合物的攝取，如果攝取過多則要注射胰島素。通常患童會到營養師處跟進，而營養師亦會教導如何計算碳水化合物的攝取量。除此以外，家人亦應為孩童定時檢驗血糖指數，如指數太高要注射胰島素，太低則要為孩童提供甜食。

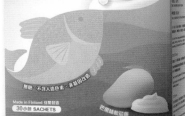

小兒腸胃炎
嬰幼兒屙嘔

專家顧問：關日華/兒科專科醫生

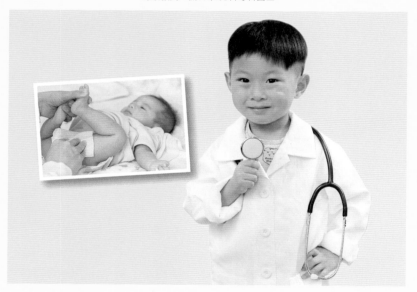

　　所謂病從口入，小朋友喜歡甚麼都放入口中噹噹，不慎把細菌、病毒也吃進肚子的話，便會引發腸胃炎。小朋友又屙又嘔，非常辛苦，看在父母眼中，自是心痛不已。想知腸胃炎的分類和治療方法？以下由兒科專科醫生為大家詳細講解。

腸胃炎分兩種

　　關日華醫生表示，腸胃炎可分為兩種，第一種由病毒所引致，稱為病毒性腸胃炎，較常見於天氣較涼的季節。病毒性腸胃炎可由多種病毒引致，最常見的是諾如病毒和輪狀病毒。第二種為細菌性腸胃炎，最常見的是沙門士菌，較常於夏天出現。病毒性腸胃炎的主要病徵是腹瀉及嘔吐，其他病徵包括頭痛、發燒及腹痛。

小心腸胃炎會傳染

　　腸胃炎是由於小朋友進食了一些受污染的食物，或者接觸了不乾淨的地方，之後再放入口；或是經過糞便或嘔吐物傳染，如嘔吐的地方未清潔乾淨，細菌在被污染的家具或玩具可殘留1、2日。當照顧者接觸病患或嬰兒的排泄物、嘔吐物時，若手部清潔不佳，便可能經由飲食造成糞口傳染。而與病患交談、共享食物或餐具時，也可能經由飛沫傳染。

小心出現脫水現象

　　關醫生表示，其實肚瀉和嘔吐不一定是壞事，這很多時是身體的自我保護機制發揮作用，透過屙嘔將污染食物或細菌盡量排出體外，因此並不建議孩子服食止瀉藥。另外，家長可透過觀察他們的活動能力和小便份量，了解他們是否出現脫水現象。而在生病期間，關醫生建議孩子應進食較易吸收的食物和飲料，以補充失去的體力和水份。

腸胃炎vs消化不良

　　不少孩子在大吃大喝過後，可能會出現「吃滯」或消化不良等問題，結果又瀉又吐。家長對於子女出現以上徵狀，可能會有混淆，究竟子女只是單純的消化不良，或是腸胃炎呢？關醫生表示，站在醫生角度，兩類疾病的病徵雖有相近之處，但其病因及處理方法是有不同的：

	病因	徵狀	治療方式
腸胃炎	食物中毒或感染病毒。	嚴重嘔吐和腹瀉、發燒、因持續屙嘔導致脫水。個別患者的嘔吐物及糞便中，可能有少量血絲。	醫生會視乎患者情況，給病人服用止瀉劑。腸胃炎令兒童可能出現脫水現象，故需多喝電解質補充水份。
消化不良	過度食用高油份、高脂肪食物，令腸道蠕動受影響而減慢，容易引起消化不良。	食慾不振、作嘔及肚脹、腹瀉等。	醫生會視乎患者情況，讓他們使用胃藥減輕腸胃不適，家長在日常應為他們安排清淡飲食，並多喝清水。

幼兒生得矮
生長緩慢？

專家顧問：張璧濤/兒科專科醫生

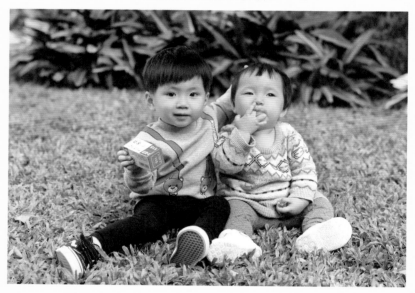

一般家長在判斷孩子高度的時候，多會參照其他同齡兒童的身高，於是有些孩子便顯得特別矮，讓家長覺得他不正常。兒科專科醫生表示，判定孩子身高是否正常，需要考慮多方因素。一齊來看看！

如何判斷孩子矮不矮？

兒科專科醫生張璧濤表示，一般判定孩子身高是否正常，多以家庭作為參考，透過爸媽的高度，計算出一個身高的中位數值，然後再透過中位數值計算出最高和最低的範圍，並繪製出生長曲線範圍。若孩子的實際生長曲線在該範圍內，無論在同齡人當中顯得有多矮，仍屬於正常情況。以下是以父母的身高作出推算其兒子或女兒的終（成人時）身高的平均值（中位數）。

男生： [父親身高 + (母親身高 + 13 cm)] ÷ 2
女生： [母親身高 + (父親身高 - 13 cm)] ÷ 2

疾病影響身高

若幼兒的高度跌出了正常生長範圍，醫生會考慮幼兒是否患有身體器官功能上的疾病。腎臟、腸道等器官出現疾病，會影響幼兒營養吸收等功能，增加身高不正常的機率，或者有些濕疹嚴重的幼兒，塗了大量高濃度的類固醇，這樣或會抑制身高正常發展。幼兒亦有可能出現荷爾蒙問題、性早熟（2至3歲也有可能發生）的問題，導致短暫身高加速但長遠過早完成生長而矮小。

遺傳基因影響身高

上述提到，爸媽的身高是幼兒身高範圍計算的重要因素。一個無疾病的健康幼兒，其身高很大程度受到遺傳基因的影響，使得人群中出現高度差異。和其他同齡人相比，爸媽可能會認為孩子的身高不足，但只要幼兒的身高曲線處於正常範圍內，便毋須擔心孩子過矮的情況。

孩子長得比較慢？

有3至5%的健康幼兒，將來發育完全後會長到正常高度，但出生首幾年生長速度緩慢，其實際生長曲線可能會靠近，甚至跌出生長曲線範圍中最低的高度曲線。張醫生解釋，這是一種關乎體質的生長緩慢，幼兒的骨齡落後於他人，而長高則取決於骨骼的成熟程度，但只要時刻監測生長曲線的發展，該問題是可以盡早發現的。

飲牛奶會特別高嗎？

很多家長認為多飲牛奶、打籃球、跳繩可有助長高，但張璧濤醫生表示，若孩子的實際生長曲線已經處於正常範圍中，這些活動並不會讓孩子的實際生長曲線超出正常範圍最高值。但本身營養不足的孩子，喝牛奶可以補充其成長所需營養，對於其生長曲線回歸到正常範圍有一定幫助。至於睡眠，確實生長激素是在孩子熟睡狀態下分泌比較好，但沒有數據證明晚於11時睡覺的幼兒會特別矮。

幼兒中暑
要識緊急處理

專家顧問：趙長成/兒科專科醫生

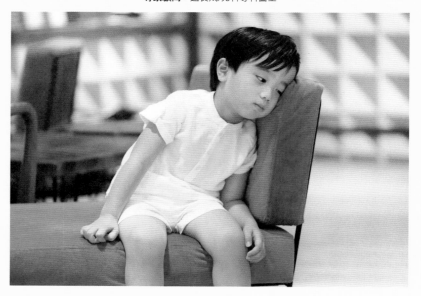

　　夏天陽光猛烈，氣溫炎熱，若防護不當，幼兒便容易出現以下三種情況：曬傷皮膚；出汗過多但水份攝入不足，影響體內循環系統的運作，出現熱衰竭；身體無法散熱，導致中暑。本文由兒科專科醫生為大家講解小兒中暑對幼兒健康的影響，以及如何應付和預防。

無法散熱導致中暑

　　兒科專科醫生趙長成稱，中暑（Heat Stroke）是由於身體無法散熱而產生。該情況一般在夏天較常見，當氣溫高於攝氏30度，環境溫度高於體溫，導致身體無法向外散熱時，便有機會出現中暑。在關注氣溫的同時，還有需要考慮風速和濕度兩個因素。若氣溫高，濕度高，散熱難度便會加大；若氣溫高，濕度

低，風速快，環境乾爽，便容易散熱。

誤區1：冬天不會中暑

若冬天衣着過多時進行劇烈運動，無法排汗和散熱，也有可能出現中暑情況。

誤區2：室內不會中暑

若室內溫度高且通風不流暢，例如在廚房高溫煮食時，便有機會出現中暑情況。

中暑的傷害

中暑會對幼兒的大腦、心臟、肺部、腎臟和腸道造成傷害，嚴重時會導致死亡。人體依靠酵素運作，酵素向身體提供熱能，以保持正常的活動。中暑初期，體溫升高，體內的血液循環以及熱能的運輸加快，此時心跳和呼吸會越來越快，腦部意識不清醒；然而當體溫高於攝氏42度後，酵素便會被破壞，出現酵素失衡、細胞死亡的情況，這時心跳便開始轉向衰弱無力，出現抽筋，而腎臟、腸道開始失效，導致小便量減少、胃口欠佳、消化功能失常。

中暑初期症狀：

皮膚乾熱而潮紅、體溫上升、無汗、血壓上升、呼吸急促、心跳加快

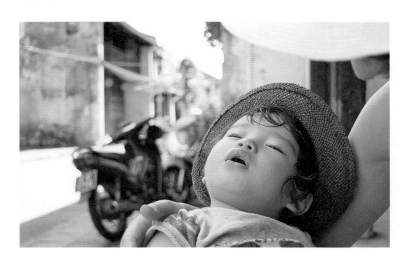

中暑發展症狀：

　　神智昏迷、抽筋、全身無力、嘔吐、視覺模糊、呼吸及心跳衰竭

中暑的緊急處理

　　若幼兒中暑，家長需進行緊急處理：

✓ 將幼兒移至安全及清涼的地方。若是在戶外，便可選擇樹蔭、涼亭，有條件可移至有冷氣的室內。

✓ 評估幼兒的意識狀態及生命跡象，若出現抽筋和昏迷，便需要致電999求救。等待救援期間可致電醫生或消防處，請求指示。若出現心臟驟停的情況，便需要進行人工呼吸及心肺復甦法。

✓ 讓幼兒保持躺平、頭高、腳高的姿勢；若幼兒清醒程度下降，或出現嘔吐，便需要側臥，防止嘔吐物回流，嗆入氣道。

✓ 為幼兒人為降溫，包括去除多餘的衣物和外褲；用冷水為其抹身；將冰冷毛巾敷在幼兒的頸部、雙腋下及腹股溝，並每3分鐘更換一次；為幼兒搧風以保持清涼；若幼兒體溫降至攝氏38度以下，或幼兒出現顫抖，需停止人為降溫，待其溫度自然下降即可。

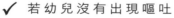

✓ 若幼兒沒有出現嘔吐或神智不清的情況，可飲用生理鹽水或運動飲料補充水份及電解質；在無意識的情況下，不能讓幼兒飲食。

不能為中暑幼兒塗抹酒精！

　　有些家長可能會為幼兒塗抹酒精、驅風油等降溫，但趙醫生強調，這類產品幫助幼兒快速下降大約攝氏1度後，會令血管馬上收縮，這時身體反而無法持續散熱和降溫。

幼兒口臭
成因逐一拆解

專家顧問：何蓉蓉/兒科專科醫生

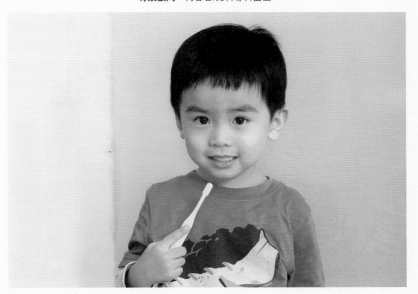

　　你的寶寶有遇過口臭問題嗎？明明早晚都已經定時刷牙，但一張口還是傳出令人暈厥的味道。其實除了口腔清潔不到位之外，還有其他原因導致口臭，本文由兒科醫生為大家講解口臭6大常見成因，以及日常應該如何護理。

6大常見成因

　　兒科專科醫生何蓉蓉表示，若幼兒的口臭問題遲遲不能改善，爸媽宜諮詢醫生，檢查是否由敏感或者疾病引起，找出原因才能對症下藥。常見引起幼兒口臭的原因有以下6個：

❶ 鼻水倒流

　　有鼻敏感或者上呼吸道感染的幼兒，會分泌大量的鼻涕，當

鼻涕倒流入喉嚨形成痰，並於喉嚨中積聚起來，便有機會產生異味，而鼻竇炎形成的鼻涕會更濃，從而異味亦會更濃。

❷ 口腔清潔不到位

若幼兒不注意口腔衞生，刷牙不乾淨，細菌便會在口腔中滋生，並形成異味。若是有蛀牙、牙周病、牙肉發炎等口腔問題，口臭的機會亦會大大增加。

❸ 口乾使口腔滋生細菌

口乾亦容易形成口臭。一般幼兒飲水太少，或者運動後出汗太多，或扁桃腺比較大、習慣用口呼吸的幼兒，都會導致口乾。扁桃腺肥大的兒童睡覺時或會有鼻鼾聲，也有機會出現睡眠窒息的症狀，家長可多加留意。此外，幼兒吸吮手指或者奶嘴的習慣，也會引致口乾的情況。口乾時，口腔中容易滋生細菌，從而產生異味。

❹ 不良飲食習慣

不良的飲食習慣也會形成口臭，例如食物攝取多肉少菜，攝取蛋白質過多，以及幼兒進食過多的零食，例如朱古力、薯片等。

❺ 胃酸倒流

幼兒的消化系統不夠成熟，有時會發生胃酸倒流的情況，嬰兒可能會在進食時拱背、咳嗽、嘔吐，幼童可能會感到胃痛或胸口痛，有時口腔亦會傳出酸味，從而形成口臭。除了胃酸倒流，消化不良也是產生口臭的原因之一，小朋友可能會經常打嗝、便秘、放屁等。

❻ 真菌感染

若幼兒口腔受到真菌感染，例如念珠菌感染導致的鵝口瘡，牙肉和舌頭上會長出許多白色，和奶漬相似的胭苔，但它們不能被抹走，這種情況下亦有機會產生口臭。

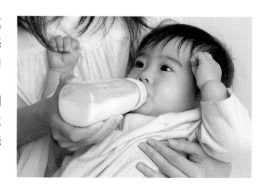

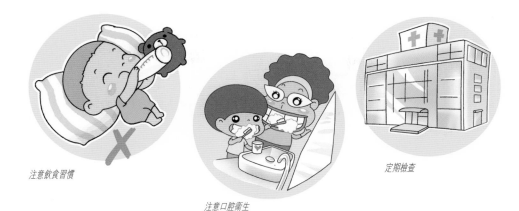

注意飲食習慣

注意口腔衛生

定期檢查

謹記日常3重點

　　除了及時求醫了解幼兒口臭原因，平日爸媽亦需要注意幼兒的飲食習慣、口腔衛生，以及定期到牙醫處接受檢查，謹記以下日常3個重點，護理好口腔與身體健康：

❶ 注意飲食習慣

　　嬰兒喜歡含着奶或有味道的飲品入睡，何醫生表示這是個不良習慣，睡覺時含奶容易產生蛀牙，並加劇口臭的情況。爸媽應該在幼兒飲奶後先為其清潔口腔才睡覺，同時從幼兒大約9個月、懂得坐穩起，爸媽便可以開始為其戒奶樽，並轉用杯子飲奶或飲水。同時，正餐之間應該多飲水，讓食物和奶漬不會在口腔中逗留太久，從而滋生細菌。

❷ 注意口腔衛生

　　從幼兒出生開始，每天用紗布蘸些白開水替他們抹口腔，出牙之後亦要注意為其清潔牙仔。幼兒1至2歲時，爸媽可以開始用小頭軟毛的牙刷為其清潔口腔，這時可不用牙膏；幼兒2歲後可以開始學習自己刷牙，如他們懂得吐水，爸媽可以給他們一粒豆大小的氟化兒童牙膏，每天起床及睡前刷牙。由於幼兒手部小肌肉尚在發展，為確保小朋友牙齒刷得乾淨，家長最好每晚幫他們補刷一次。

❸ 定期檢查

　　為了保持口腔的長期健康，爸媽應該定期(每年最少一次)帶幼兒到牙醫處檢查牙齒。

腦膜炎雙球菌
本地個案升7倍

專家顧問：余則文/兒科專科醫生

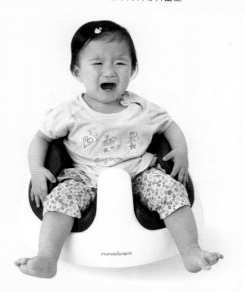

　　相信大家都知道腦膜炎是一種非常嚴重的疾病，以嬰幼兒感染腦膜炎雙球菌，而引致腦膜炎的風險最高。由於病情進展十分迅速，倘若未能及時得到適當的醫治，可導致非常嚴重的後果，甚至危及性命。

　　正所謂預防勝於治療，要減少孩子感染腦膜炎雙球菌的機會，除了注意個人衞生，勤清潔雙手外，最有效的方法莫過於接種疫苗。現時已有兩種疫苗可供選擇，即使只有2個月大的嬰兒亦適合接種。

感染個案上升7倍

腦膜炎雙球菌是一種特別嚴重的疾病，需要及時治療，否則

帶來嚴重後果，甚至危及性命。兒科專科醫生余則文表示，腦膜炎雙球菌包含最少13種不同的血清型，其中6種會引起嚴重疾病，分別是A、B、C、W、X及Y型。余醫生指出近年香港的腦膜炎雙球菌感染個案以Men-B佔多數，2019年全年本港合共錄得14宗腦膜炎雙球菌感染(入侵性)個案，創十年新高，是2009年的7倍，值得家長注意。

經患者飛沫傳播

腦膜炎雙球菌的傳播途徑，與很多疾病相似，是由患者咳嗽或打噴嚏而產生的飛沫，或直接接觸患者呼吸道分泌物而傳播。但即使是身體健康全無病徵的人，其鼻咽喉部位亦可能帶有這些細菌。根據統計數字，有十分之一人口是長期帶菌者，所以真的是防不勝防。事實上，大部份感染源頭都是不明的，但以5歲以下嬰幼兒感染的風險最高，1歲以下嬰兒的發病率最高，主要原因是嬰幼兒的免疫系統尚未成熟，他們難以抵抗腦膜炎雙球菌入侵。

後果嚴重

當細菌入侵人體，並感染血液或被包圍腦部及脊髓的內膜，便會引致腦膜炎。患病初期症狀並不明顯，只是出現發燒、疲倦欲睡等與患感冒時相似的症狀，所以很容易出現混淆，而延誤醫治。倘若延誤醫治，病情進展會十分迅速，而且病徵可以十分嚴重。患者可以在出現症狀後24小時內致死，每10名患者中，便有1人死亡；每5名患者中，便有1人出現嚴重後遺症，例如腦部受損、失聰、失明，有的甚至可能需要截肢，家長絕對不能掉以輕心。

2個月大可接種疫苗

為了減低孩子受感染患病的機會，余醫生提醒大家均需要注意個人衛生，經常保持雙手清潔及室內空氣流通。

目前最有效預防的方法，便是接種疫苗。現時未有單一疫苗可以預防所有常見的腦膜炎雙球菌感染，但已有兩種疫苗可供接種，包括A、C、W及Y型混合疫苗，以及可早於兩個月大開始接種的B型疫苗，家長可以考慮安排子女接種。

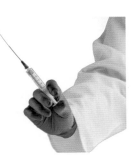

幼兒發燒
會燒壞腦嗎？

專家顧問：馮偉正/兒科專科醫生

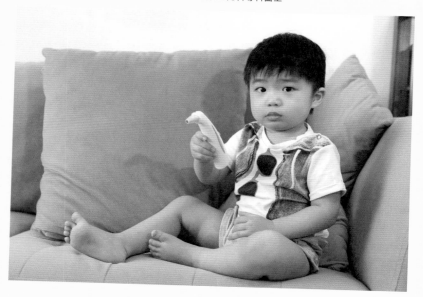

　　小朋友抵抗力較大人弱，轉季特別容易患上感冒，出現發燒症狀，到底體溫多少才算發燒呢？原來不同探法，發燒溫度略有不同，很多家長很擔心小朋友發燒會導致「燒壞腦」，使智力受損或留下後遺症，小朋友發燒家長應如何處理呢？由兒科專科醫生告訴你吧！

不同探熱法對發燒定義不一

　　兒科專科醫生馮偉正指，小孩的體溫有多高才算發燒，應視乎所用的測溫方法。如使用耳探、額探、肛探，體溫測得38°C（100.4°F）便算發燒；使用口探需考慮口腔內唾液的冷卻效應，發燒的「紅線」則降低至37.8°C（100°F）。有指腋探體溫測得37.2°C（99°F）或以上就是發燒，但他表示，需留意腋下溫

度反映核心體溫的表現，較耳膜、肛門和前額溫度為差，用於幼童亦較困難，故他不建議以腋探方式為幼童測溫。一般而言，若小孩的體溫達39°C（102.2°F）或以上，便建議求醫，做檢查和找尋病因。3個月或以下的嬰兒，因感染而患上嚴重併發症的風險較高，所以發燒更須審慎處理，38°C便要去看醫生了。

小朋友抵抗力低容易發燒

發燒是身體「打仗」的信號，當細菌病毒衝擊免疫第一道防線，例如上呼吸道、消化系統、皮膚，免疫系統就會受刺激而產生一連串應對措施，包括發燒、發炎等，務求將入侵者消滅。小孩的免疫系統未夠成熟，未能有效抵禦病毒細菌，受感染的情況比較頻繁，發燒也因此較常見。

「燒壞腦」不常見

小孩腦部的抗逆能力比家長們想像的強。兒科醫生常見小朋友發燒39至40°C，但因發高燒而導致出現中樞神經系統後遺症，亦即是所謂「燒壞腦」的案例非常罕見。醫學界一般認為，體溫需升到一個很極端的程度，如42°C（107.8°F）以上才足以令腦部受損。除非發燒是因中樞神經例如腦炎、腦膜炎感染，或發生嚴重的併發症，例如持續的熱性痙攣，否則毋須擔心「燒壞腦」的問題。

不應亂吃退燒藥

退燒藥不是處理小孩發燒的唯一方法，而三個月以下的嬰兒，一般不宜使用退燒藥。至於三個月以上的嬰幼兒，國際間對體溫升多高才須用退燒藥也沒有一個統一的準則，在香港較多醫生採納的做法是38.5°C（101.3°F）或以上才用退燒藥，介乎38-38.5°C的低燒，可先考慮物理降溫，即暖水浸浴、抹身、減少穿着過多衣服或蓋過厚的被。

同時家長需隔3至4小時為孩子量體溫，以監察溫度變化趨勢。如體溫突然飆升至39°C以上或24小時仍未有退燒跡象，便要考慮求醫了。

盲腸炎
小心變腹膜炎

專家顧問：胡暐/家庭醫學科醫生

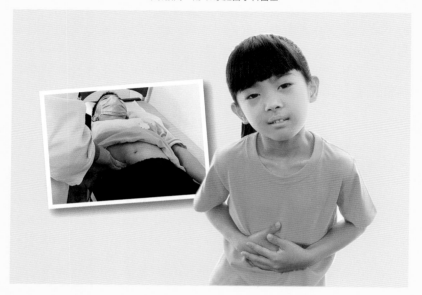

　　若孩子感到右下腹疼痛，且一直都沒有緩解，也不像是腸胃炎的那種絞痛，而是悶悶的痛，便要小心是否為闌尾炎，務必盡早就醫治療。以下，有家庭醫學科醫生會為大家詳細講解盲腸炎，更拆解坊間對造成盲腸炎的各種疑問。

盲腸炎成因

　　胡暐醫生表示，大家常說的盲腸炎，正確名稱是急性闌尾炎。盲腸位於小腸進入大腸的位置，而闌尾就在盲腸後內方的一小段分支，闌尾的一端是盲腸，另一端則沒有出口，闌尾於人體正常運作並沒有任何功能。闌尾炎大多數成因不明，其結構上的閉塞，如因為糞便堵塞內腔，便會造成細菌感染，可引致闌尾腫脹發炎。

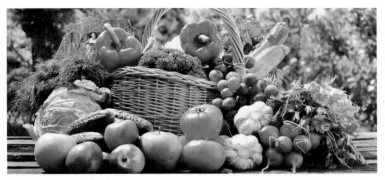

多吃纖維食物，可使大便保持暢通。

耽誤求診 變腹膜炎

　　胡醫生表示兒童發病年齡多為10歲以上。盲腸炎病發時，患者腹部右下方會感到劇痛、痛楚或會影響左下腹或肚臍周圍，多伴隨着發燒、噁心、嘔吐，需要緊急處理。由於闌尾炎屬於急性疾病，通常在24至48小時內發生，家長感到孩子不妥時，便應立即向醫生求診。若延誤了治療，可能併發腹內膿瘍、闌尾破裂，以至腹膜炎。

預防盲腸炎 拒絕便秘

　　雖然盲腸炎的成因未明，但究竟有沒有辦法能夠預防盲腸炎呢？胡醫生指，其實盲腸炎不容易預防，不過膳食纖維能保持腸道健康，促進排便，因此多攝取纖維含量高的食物，像是糙米飯、全麥麵包或是新鮮水果，有助於保持腸道健康，預防便秘，同時亦能有助減低糞便阻塞闌尾，而引發盲腸炎的機率。

飯後跑跳會盲腸炎？

　　「吃飽後別跑跑跳跳，會有盲腸炎的！」是很多爸媽都說過的一番話！孩子知道後大多會在飯後乖乖地休息，避免進行劇烈運動而引發盲腸炎。胡醫生表示，其實盲腸炎與飯後運動是沒有直接關係的。因為進食後，食物先於胃部消化，再由小腸負責吸收養份，途經盲腸，最後進入大腸。人體內彎彎曲曲的小腸約長4至5米，而盲腸又位於小腸的末端，食物是不可能在這麼短的時間之內到達盲腸的，故飯後跑跳會引發盲腸炎，事實上並沒根據。

兒童敗血症
致命率極高

專家顧問：林俊華/急症科專科醫生

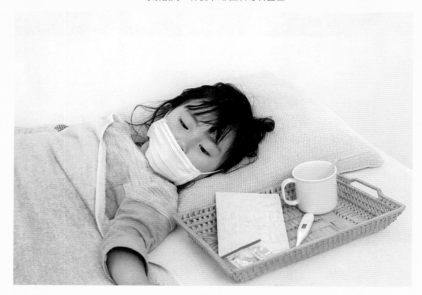

　　敗血病是受到感染後致死的最常見成因之一，特點是發病迅速，其死亡率更高達80%。如果身體沒有及時接受治療，可能迅速導致組織壞死、器官衰竭，甚至死亡。以下由急症科專科醫生為大家詳細講解兒童敗血症，當家長能夠多加注意，便能大大降低死亡率。

細菌感染勿輕視

　　各種致病菌皆可引起敗血症，當身體抵抗力降低時，就算是一些致病能力較低的細菌，也可從不同途徑進入人體，而引起敗血症，林俊華醫生指常見引起敗血病的感染可以是肺炎、腦膜炎、尿道炎、皮膚軟組織發炎等。倘若抵抗力低且免疫系統又不能發揮防護功能，同時沒有抗生素支援治療下，細菌會經由

血液逐步入侵身體其他器官，從而引起全身性發炎反應症候群
（SIRS）。

如何確診？

林醫生表示，除感染源頭部位可能出現的感染症狀外，有些人則會出現全身性症狀如發燒、發冷、呼吸急促、脈搏加快、皮膚發白發紫、神智不清和渾身極度不適等。

當身體受嚴重感染，可以出現全身性發炎反應症候群（SIRS）。而全身性發炎反應症候群有以下4個症狀：

❶ 體溫高於攝氏38度，或低於攝氏35度。

❷ 心跳高於每分鐘90下。

❸ 呼吸多於每分鐘20下，血液中二氧化碳分壓少於32毫米汞柱。

❹ 白血球量每毫升大於12,000或少於4,000。

林醫生指當病人有2個或以上的SIRS症狀，再加臨床上有證實或懷疑的感染，便可確診敗血病。

何謂敗血症？

敗血症是一種感染後引發全身性發炎反應的疾病，林俊華醫生表示，當身體受到嚴重感染後，有機會引起身體免疫系統產生極端反應，擾亂了身體血液循環系統的平衡，使一個或多個重要器官，例如心、肺、腎受到損害。而敗血症是一種能迅速惡化且威脅生命的併發症，其後遺症可十分嚴重。當病發時，身體控制凝血和出血的系統出現混亂，血管擴張會令血壓下降，組織養份供應不足，血液亦會出現微細血塊，阻礙血液循環，便會導致多重的身體器官衰竭，造成死亡。另外有些病者在發病期間，器官可能因為缺血關係而受到損害，造成腦部缺氧使病人的腦部受損，影響智力和聽力發展；有的可能會肢體組織因血壓過低，引致壞死而需要截肢。

把握黃金治療1小時

治療敗血症最重要是把握時間，林醫生表示及早作出診斷，越早接受適切和及時的治療越好，每延遲1小時的治療，死亡率將會提高百分之八。而抗生素治療是第一步，可遏止細菌抗散，但最重要是從源頭處理來治本。如果病人感染敗血症，醫生會根據感染的部位做相對的治療。另外醫生會根據病人臨床病徵提供支援性治療，如果出現血壓過低，便安排靜脈輸液、注射強心藥物以對症下藥，助病者脫離危困。

早產兒
發展易出問題

專家顧問：林鴻生/中大醫學院兒科學系教授

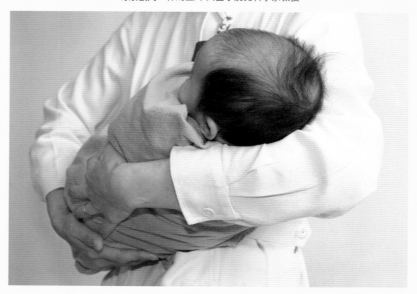

　　早產兒比足月寶寶更容易出現健康問題，當中會區分不同程度的風險，而他們又面臨甚麼生理及發展問題呢？醫療、家長、專職治療師又能做些甚麼？本文由專家一一講解。

早產兒分四階段

　　中大醫學院兒科學系教授林鴻生表示，早產兒一般指37周以下出生的嬰兒，具體又可分為四個階段 （如右表所示）。其中，輕度早產兒除了體形稍小，和足月寶寶的差距不大，而極早早產兒出現問題的機率最高。一般32周早產兒體重約1.5公斤，28周約1.2公斤，24周可能只有

早產階段	周數
極早早產	28周以下
早期早產	28-32周
中度早產	32-34周
輕度早產	34-36周

500克，體重達到1.5公斤一般毋需進入深切治療部。

極早早產兒 問題多多

早產兒有機會面對較多的生理問題，例如早產兒視網膜病變、聽覺問題、心臟血壓問題、壞死性腸炎等，其中極早早產兒罹患風險最高。林教授講解了皮膚、肺部及腦部可能會出現的疾病：

皮膚：一般30周以上寶寶的皮膚已與足月寶寶相似。極早早產兒皮膚呈啫喱狀，當中水份易蒸發，使皮膚異常脆弱，容易受傷。

肺部：肺部運作需要肺泡及表面活性劑的支撐，一般到足月出生時已經發展出充足的量，但極早早產兒肺部的肺泡及表面活性劑十分少，導致氧氣及二氧化碳無法順利交換，容易出現呼吸窘迫症候群，嚴重時可導致窒息，甚至死亡。

腦部：一般32周以下嬰兒腦室內血管尚未發展完全，容易出現大腦麻痺以及腦室內出血的情況。即使腦部出血情況輕微，亦有機會影響長遠智力發展，而嚴重出血可能會導致死亡。

醫療支援

林教授根據早產兒的四個階段，簡單講解可提供的醫療支援：

極早早產兒：大部份需要進入深切治療部，提供呼吸上的支援，例如上呼吸機、添加表面活性劑等；放進溫箱保持皮膚濕度；由於進食困難，需要採用靜脈注射攝取營養；容易出現細菌感染的情況，故較大機會需要注射抗生素。

早期及中度早產兒：早期早產兒亦有大機會出現前述問題，但風險較極早早產兒低。而中度早產兒出現腦出血以及需要插喉的機率已經較低。

輕度早產兒：除了體形較輕，大多數都不會出現前述問題。即使器官發育並非十分成熟，但基本發育完全，一般不需要額外的醫療支援。醫生會持續觀察，例如看其能否自行調節體溫等，若情況穩定，便可以出院。

母乳餵哺與袋鼠抱

關於家長平日的護理，林教授給出了幾點建議：

- 家長為早產兒餵哺母乳。母乳當中含有抗體、益生菌等成份，有助於提升寶寶的免疫系統，改善其腸道微生態。
- 條件允許下，家長可採用袋鼠式護理，將只穿尿片的寶寶貼身抱在自己赤裸的懷中，並用布包裹，有助於保溫及穩定寶寶心跳、呼吸和壓力。
- 有研究表示，家長多和早產兒講話，有助於降低其壓力指數。
- 極早早產兒多數有發展問題，應盡早進行早期訓練。
- 不能忽視輕度早產兒的發展，需定期到健康院做發展評估，若發現問題，盡快轉介至智能測試中心。

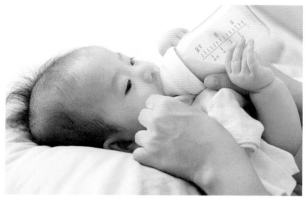

建議以母乳餵養嬰兒，因母乳中的鐵更容易被人體吸收。如果媽媽不能餵母乳，可使用強化鐵嬰兒配方奶粉。

研究最前線：越早訓練越好

目前中大醫學院正在進行預測早產嬰兒的語言及認知發展研究。一般有發展障礙的嬰幼兒，越早進行訓練，其腦部可塑性越好。輕度早產兒較少出現發展問題，故支援力度有限，其面臨的風險便有機會被忽略，無法盡早介入。林鴻生教授稱，該項研究旨在盡早發現有問題的輕度早產兒，其中一個項目是透過腦電波檢查，觀察嬰兒腦電波對聲音的反應，並跟蹤其後來的語言發展；此外還對1至2個月大的輕度早產兒做磁力共振，再跟進發展，觀察出生首2個月的腦部結構能否預測將來的問題。目前研究正在進行中，會分階段公佈研究成果。

缺鐵性貧血
要攝取鐵質

專家顧問：林岩/普通科醫生

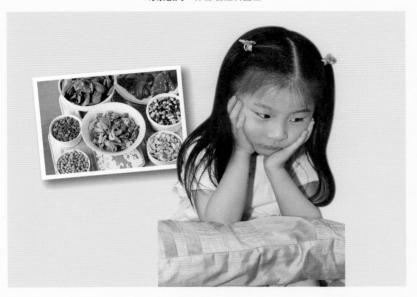

　　兒童成長和發展需要各種營養素，除鈣質外，鐵質亦是一種很重要的營養素。雖然缺鐵性貧血是目前世界各國最常見的營養缺乏症之一，但如缺鐵問題沒有妥善處理，更可能會導致兒童的身體和心理發展遲緩。以下，有普通科醫生為大家講解缺鐵性貧血問題，以及如何預防。

鐵質的功用

　　林岩醫生表示，鐵質是一種對孩子成長和發展至關重要的營養素，身體需要鐵質來製造紅血球，紅血球可用來輸送氧氣到身體每個部位。鐵質還有助肌肉儲存和使用氧氣，如果孩子在飲食中缺乏鐵，他們可能會有缺鐵情況。因為鐵質攝取不足，身體便不能製造足夠的紅血球，引致缺鐵性貧血。

缺鐵有何症狀？

當身體太少鐵，會影響孩子成長和發展。然而，林醫生表示大多數缺鐵兒童的症狀，並不是那麼明顯，尤其是輕度貧血，故一般都不容易被家長察覺，直至發展至中度及嚴重貧血，才會有明顯症狀。缺鐵兒童往往可能同時缺乏其他維他命和礦物質，例如維他命B12或葉酸。

缺鐵性貧血症狀可包括：

* 臉色蒼白
* 情緒不穩定
* 頭髮變黃
* 淋巴脹大
* 指甲變白
* 口腔潰爛
* 發育不良
* 頭暈
* 容易疲勞或虛弱
* 學習時難於集中精神

從奶類以外 攝取鐵質

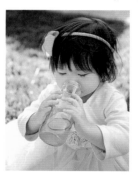

如果鐵質攝取量不足，便有可能引起缺鐵性貧血。從足月初生兒至6個月大的寶寶，世衞建議以全母乳餵養，在那段時期，寶寶並不需額外添加鐵質；但在6個月或以上的嬰兒，林醫生表示單單進食母乳或配方奶，是有可能令寶寶不能吸收足夠的鐵質，他們應該開始逐步進食奶類以外的其他食物，來獲取足夠的鐵質。

多進食維他命C食物，如100%果汁，
也能有助促進食物中鐵的吸收。

哪些是缺鐵高危兒童？

究竟哪些是缺鐵的高危兒童？林醫生表示出現以下特徵者，便有可能屬於缺鐵性貧血，徵狀如下：

* 早產嬰兒（在預產期前3星期或以上出世），或多胎兒，或出生時體重過低
* 嬰兒在1歲前喝牛奶
* 母乳餵養6個月後，嬰兒沒有進食含鐵輔食品
* 嬰兒喝未添加鐵配方奶粉
* 兒童有某些健康問題，例如慢性感染或限制飲食
* 初經少女較易處於缺鐵風險，因為經量多且亂，可導致身體失去鐵

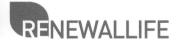

Made in Korea

為孩子準備健康米零食

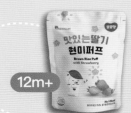

糙米泡芙
Brown Rice Puff

12m+

訓練寶寶抓握小物件的能力
helps develop baby's
grasping small object's skill

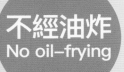

不經油炸
No oil–frying

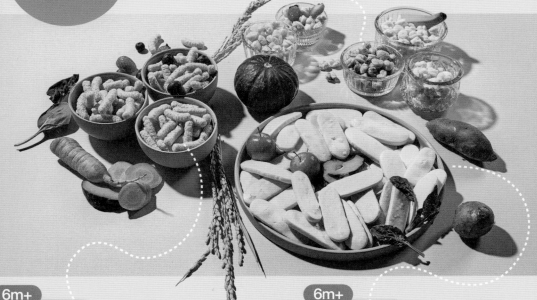

6m+

有機米條
Organic Rice Stick

2種或以上的水果或蔬菜成份
2 or more kinds of fruits
and vegetables

6m+

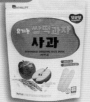

有機米牙仔餅
Organic Rice Rusk

幫助紓緩寶寶出牙不適
helps baby to soothe
tooth itch

• 韓國楊平郡優質米源製成
Made of High–quality Rice cultivated in Yangpyeong, Korea

• 質感鬆軟，寶寶入口易溶
Melt quickly in baby's mouth with a soft texture

甲狀腺腫大
令發育遲緩

專家顧問：朱貴霞/普通科醫生

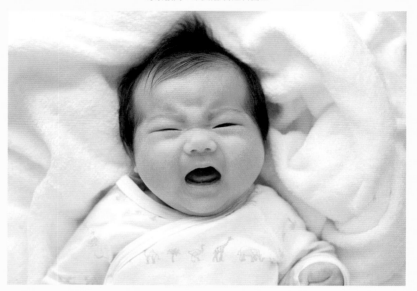

　　甲狀腺腫大，俗稱大頸泡，是由內分泌失調引致的健康問題，隨時會對小朋友發育成長造成嚴重影響，例如矮小肥胖、注意力不足，家長要密切留意！以下由普通科醫生向家長解釋可引發甲狀腺腫大的成因及症狀，希望當孩子的甲狀腺出現異常情況時，父母都可及早發現不妥，並正確地判斷孩子的病況。

3個致病原因

　　由於甲狀腺素在人體全身都有作用，因此當甲狀腺出問題時，全身器官都可能有症狀。朱醫生指造成兒童甲狀腺腫大，常見的3個原因包括：

❶ **單純性甲狀腺腫**：甲狀腺功能正常，通常沒有症狀，只是甲

狀腺比較明顯。常常發生在青春期的少女。

❷ **甲狀腺功能亢進：**甲狀腺功能過強，生產過多荷爾蒙。患者體重下降但食慾大增，也會出現心悸、手震的情況。

❸ **甲狀腺功能低下（功能不足）：**甲狀腺功能不足，未能生產足夠的荷爾蒙。患者身體會感到疲勞昏睡，而且會導致兒童生長遲緩。

頸部腫大 ≠ 有問題

朱貴霞醫生提醒家長，甲狀腺腫大跟甲狀腺功能高低，並沒有必然的關係，並不是頸部腫大就等於有甲狀腺功能異常。如需要確診，還是必須抽血檢驗，必要時會以超聲波等影像檢查，才能確定甲狀腺功能是否異常。由於甲狀腺功能對於兒童的生長，以及神經發育都是十分重要，如果懷疑小朋友有甲狀腺功能異常的狀況，一定要盡速到有關專科就診。

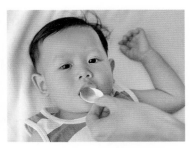

甲狀腺素不足的患者必須長期服藥，才可控制甲狀腺素處於正常水平。

甚麼是甲狀腺腫大？

甲狀腺位於頸部前下方，橫跨氣管兩側，朱貴霞醫生表示，甲狀腺主要功能是分泌兩種T3、T4甲狀腺素供人體使用。甲狀腺素的作用在兒童時期特別重要，不管是關於骨頭的生長，或是腦部發育成熟，甲狀腺素都在其中扮演了不可或缺的角色。同時，甲狀腺亦能促進新陳代謝、增進生長發育、維持中樞神經的運作、準確地調節體內的溫度、增加組織對交感神經刺激之反應。當甲狀腺素分泌出了問題，就有可能令甲狀腺腫大，外觀看起來會有脖子變粗或凸出來的感覺。

飲食禁忌

根據世界衛生組織建議，成人每日碘攝取量為150微克，孕婦為200微克，孩童則為50至120微克。但對甲狀腺機能亢進的患者來說，應遵守醫護人員指示的每日碘攝取量，並避免某些含碘量高的食物，如海帶、紫菜、乾貝、海水魚、蝦蟹及海參等。而對甲狀腺功能低下者而言，則應避免攝取過量的十字花科蔬菜，如芥蘭、萵苣、花椰菜、高麗菜、白菜及蘿蔔等，這些蔬菜可能會和甲狀腺競爭碘，阻礙甲狀腺素的生產。

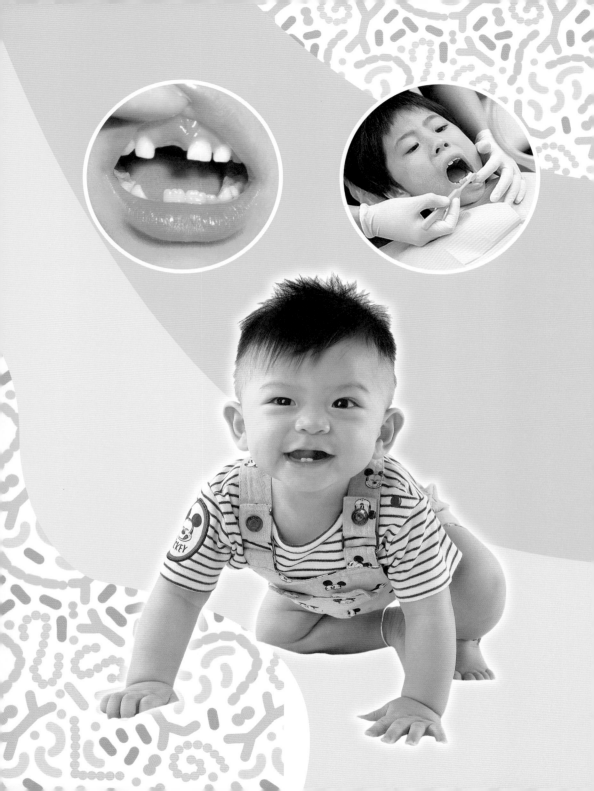

Part 2

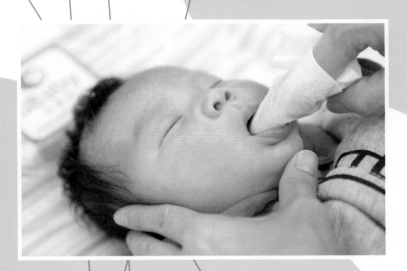

牙 科

不要以為寶寶長的是乳齒，蛀了牙也不需理會，
其實這會影響恆齒生長。對於寶寶牙齒問題，
父母或許有不少疑問，本章會一一替你解開疑惑。

牙齒多漬
拆解4成因

專家顧問：陳思昕/牙科醫生

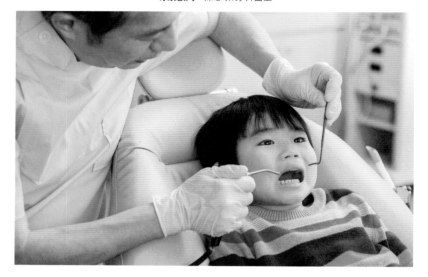

　　不少人都非常在意牙齒的外觀，認為會影響到別人對自己的第一印象。所以當小朋友的牙漬相當嚴重，而又恰巧碰上要準備入學面試，許多家長都會尋求各種古方或偏方為孩子去除牙漬，期望讓孩子以最好一面示人。這些做法是否有科學根據？而牙漬又會否自然消失呢？以下由牙科醫生為我們逐一拆解當中謎團。

不影響健康！

　　許多家長見到孩子的牙漬都會憂心忡忡，擔心會影響到牙齒健康。事實上，陳思昕醫生表示牙漬不會影響牙齒或牙肉健康，但會影響外觀，一般隨着小朋友長大，有些由細菌引起的牙漬便會慢慢減退。牙漬不能單靠刷牙去除，如需去除牙漬，可透過牙科醫生洗牙及作針對性處理。但牙漬問題與飲食習慣是息息相

關，如果小朋友未能配合，牙漬仍有機會在幾個月之後重現。

牙漬4大成因

牙漬形成主要有4大原因，家長可留意以下溫馨提示：

❶ **外來色素積聚：**牙漬形成可能是外來色素的積聚，家長要留意小朋友平時會否經常進食帶色素的食物或飲料，例如可樂、朱古力、阿華田及中藥等。

❷ **益生菌所致：**如小朋友已經保持良好飲食習慣，但牙齒仍有些灰灰黑黑的牙漬圍着牙肉及牙齒邊緣，甚至全部牙齒，特別是門牙都有大量牙漬，則有機會是因為口腔內的益生菌（mucogenic bacteria）引致。

❸ **牙菌斑及牙石：**值得留意的是，牙菌斑及牙石等有機會令牙漬積聚更多，家長要留意子女平時有否做好牙齒清潔，正確刷牙。

❹ **牙科疾病：**如果是個別牙齒局部發黑，則可能與內在原因即牙科疾病有關，例如蛀牙等，屆時便需要找兒童牙醫作進一步檢查及處理。

破解迷思：土法去漬有用嗎？

網上世界的資訊五花八門，近年不少家長都會自行蒐集不同方法為孩子去牙漬，務求讓孩子的牙齒令人眼前一亮，那麼這些方法是否有效，還是反而是傷害牙齒的元凶？以下由陳醫生為我們一一解答：

迷思1：酸性物質可去牙漬

網絡上流傳不少去牙漬的方法，包括以梳打粉漂牙、以檸檬汁摩擦牙齒、含食醋後吐出等。陳醫生表示梳打粉、檸檬汁及醋等都是酸性物質，有機會磨蝕掉牙漬，但也會對琺瑯質造成傷害，因此不應胡亂使用。琺瑯質是牙齒最堅固的表層，琺瑯質受損會令內層的象牙質外露，造成牙齒敏感。在吃喝冷熱酸甜食物和飲品，或者刷牙和用牙線時碰觸到牙齒，都會帶來不適。

迷思2：飯後刷牙有幫助

部份人主張飯後刷牙，這是否能真正預防牙漬形成呢？陳醫生表示進食後半小時，口腔處於酸性狀態，如飯後立即刷牙，對琺瑯質的傷害較大，因此不應立刻刷牙。建議進食後，尤其是進食深色的食物或飲料後，都應該用清水漱口，此舉可達致沖洗牙面的效果，減低色素在牙面停留的時間。

換牙時期
2大注意事

專家顧問：陳思昕/牙科醫生

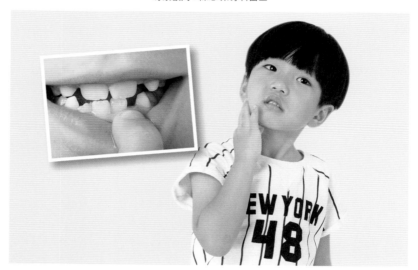

　　小朋友漸漸長大，開始迎來換牙時期。面對小朋友的牙齒鬆動，以及對恆齒生長情況感到焦慮，令許多家長都非常頭痛。以下請來牙科醫生為家長詳細分析孩子換牙時期的注意事項。

換牙2大注意事項

　　換牙的過程中會流血，而且不時有牙齒脫落，此時有甚麼需要注意，以免影響恆齒的生長呢？陳思昕醫生為我們提供以下2項建議：

❶ **糾正不良習慣：**在長達6至7年的換牙期，兒童常見的不良習慣，如咬指甲、咬唇、咬舌、伸舌頭及舔牙等，都會影響恆齒的正常萌出，家長應及時糾正。

❷ **注意口腔衛生：**由於換牙期的牙齒排列不齊，恆齒萌出，乳

齒滯留，故可能出現「雙排牙」。此時若不注意口腔衞生，牙齒清潔不良，或食物滯留，就會容易導致乳、恆齒出現蛀牙。

恆齒為何遲遲未出？

怎樣判斷為不尋常的換牙情況？當一邊的恆齒已經長出，但另一邊對應的恆齒遲了半年還未長出，家長就應帶孩子尋求牙醫的幫助，查看恆牙遲萌的具體原因，進而採取合適措施處理。恆齒遲出可以有多種原因，因此必須交由專業的牙醫判斷。以下是其中3個常見的原因：

❶ 恆齒先天缺失，這種情況需要藉X光檢查來判斷。

❷ 乳齒過早脫落後，孩子習慣用牙齦咀嚼，使局部的牙齦增生角化，且變得堅硬肥厚，導致恆齒萌出困難。

❸ 存在多生牙或牙瘤，阻礙了恆齒萌出的空間，致恆齒不能正常萌出。

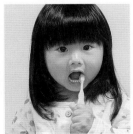

家長應提醒孩子要多注意日常清潔。

6歲進入換牙期

孩子大約到了6歲的時候，恆齒就開始逐一長出，同時乳齒會漸漸鬆動，繼而脫落。直至大約12至13歲，孩子的乳齒才會完全被恆齒取代。由於換牙的速度因人而異，恆齒的外觀和健康，不會因換牙速度快慢而受影響。

迷思：拔掉乳齒會令恆齒有更多生長空間？

乳齒能維持未來恆齒生長的空間，當過早失去乳齒，周圍牙齒的位置會慢慢地改變。但孩子的顎骨會繼續發育，隨便拔掉乳齒，更容易導致兒童恆齒的錯合畸形，影響孩子的面容和健康。若真的要拔掉乳齒，一般都會是以下2種情況：

❶ 到了換牙年齡，但乳齒遲遲未能自行脫落，而X光片顯示恆齒已在牙床裏蠢蠢欲動。

❷ 恆齒在乳齒後方長出，導致乳齒牙腳沒有被吸收，乳齒未能自行脫落。

牙齒護理
牙線牙膏要識用

專家顧問：陳思昕/牙科醫生

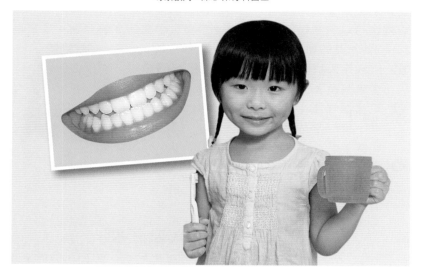

　　要維持牙齒健康，小朋友的日常牙齒護理也相當重要，那麼在牙齒護理時，有甚麼需要注意？家長為孩子選購潔齒用品時，又有哪些地方需要注意呢？以下由牙科醫生為家長作詳細講解。

要用牙線和漱口水嗎？

　　對於幼兒而言，除了刷牙以外，在日常牙齒護理上，孩子可使用其他輔助工具嗎？在選購及使用牙線和漱口水時，有甚麼需要注意？陳思昕醫生解釋如下：

牙線：牙縫是蛀牙的高風險位置，自兩隻牙齒開始互相接觸，便應每天使用牙線清潔牙隙，普通牙線或塑膠牙線棒亦可。家長應該陪同及教導小朋友使用，養成每日牙縫清潔的好習慣。

漱口水：陳醫生並不建議6歲以下小朋友使用漱口水，因為小朋友

較容易吞下漱口水。漱口水一般含有氟化物，而攝取過量氟有機會造成氟斑牙的形成，因此應避免讓幼兒使用。

不含氟化物牙膏

在牙膏選擇方面，陳醫生表示也有相當大的學問，家長可依據孩子的年齡及習慣進行選購：

0至1歲：由於幼兒容易誤吞牙膏，不建議使用含有氟化物的牙膏，以免過量吸入氟化物後導致不適。

1至6歲：直至孩子學懂吐牙膏之後，這年齡的兒童可轉用含氟化物500至600ppm的牙膏，以防蛀牙。

7歲以上：孩子的肌肉協調開始成熟和已養成吐牙膏的習慣，故可選用一般成人牙膏，即含1,000至1,500ppm氟化物的牙膏。

自行護理牙齒！

陳醫生表示，要教會孩子自行護理牙齒，並非一件易事。她建議家長可解釋或示範，讓孩子模仿及學習刷牙的動作。此外，家長也可讓孩子閱讀跟自己生活經驗相關的動畫、短片或圖畫書，透過代入故事覺得刷牙是「有趣」的事。

不少孩子對到訪牙科診所有一定的恐懼，可是定期進行牙科檢查卻是相當重要。陳醫生建議家長在小朋友與牙醫見面前，應多教導和灌輸檢查牙齒的正面信息。家長亦要給予小朋友支持和讚賞，讓小朋友明白有父母陪伴着，可以減低他們的不安。

牙齒護理小重點！

陳思昕醫生表示，孩子於日常牙齒護理上，最重要是養成良好的習慣，家長應該每天督促孩子刷牙，早晚各一次以預防蛀牙。兒童刷牙需要選用兒童專用的牙膏和牙刷，並使用正確的刷牙方式。每次刷牙的時間大概2至3分鐘。除了刷牙，孩子每次吃完食物後，最好漱一下口，以保持口腔衛生。另外，若孩子不愛刷牙點算好？首先家長要了解孩子「不喜歡」刷牙的原因，當了解清楚後，才可以對症下藥。此外，家長要為孩子選購合適的牙刷，細小刷頭的牙刷可深入孩子口腔，軟毛牙刷可避免傷害到幼兒的牙齦，牙刷握柄較粗的設計，能讓肌肉未發展完全的幼兒更好地抓住牙刷與施力。家長亦可挑選孩子喜歡的牙膏口味，令孩子「喜歡」刷牙的過程，但注意要控制好牙膏的使用量。

牙質問題
致牙崩牙裂

專家顧問：陳思昕/牙科醫生

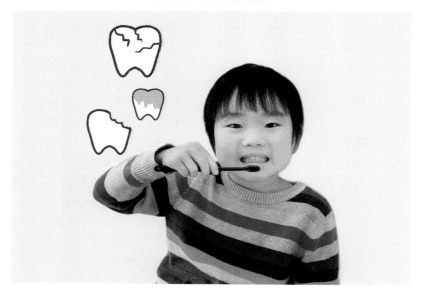

　　除了常見的蛀牙，牙質問題亦是值得關注的兒童牙科問題。大部份家長對牙質健康沒有太多認識，事實上，此問題可能會令患者出現牙崩、牙裂的情況，更會增加孩子的蛀牙風險，因此家長切勿掉以輕心。想了解更多，並知道如何預防？以下由牙科醫生為我們詳細講解。

徵狀：牙面凹凸不平

　　究竟牙質有問題，牙齒在外觀上會有甚麼分別？陳思昕醫生表示，假如小朋友的牙齒在長出來時已帶灰、有斑積或是容易有霉的情況，通常是因為牙齒於發育過程中出現問題。牙質不好，也即是牙齒鈣化不全，牙齒常會呈現白斑、啡斑、牙面較凹凸不平滑。基本上，牙質問題在牙齒長出後就不可逆轉，家長平日應

協助孩子養成良好的飲食及清潔習慣，並定期接受牙科檢查。

牙齒鈣化 3大成因

那麼為何小朋友會出現牙齒鈣化不全的問題？以下由陳思昕醫生分析3大主要成因：

❶ 四環素藥物： 如果兒童在長牙期間服用四環素類藥物，四環素會沉積在象牙質內，形成四環素牙。四環素分子可與鈣結合，形成極穩定的結合物，沉積於牙組織中，這會導致長出的牙齒發育不全，並出現黃染現象，牙齒會變成黃色、棕色或暗灰色，其影響通常是全口腔性。

❷ 氟化物過量： 牙膏與飲用水中均含有氟素，可幫助鞏固牙齒及預防蛀牙。但是如果牙齒在發育時吸收過多氟化物，便會導致琺瑯質在形成過程中受阻，造成氟斑牙。3個月至8歲的兒童面臨的風險最高，其特徵是在牙齒琺瑯質上會有小的白色條紋或斑點，並且會隨時間而變深。

❸ 先天性因素： 先天性牙齒鈣化不全是因遺傳性缺陷影響牙齒長成而造成，較常見情況有甲狀腺功能減退症、維他命D缺乏症、生長遲緩或發育障礙。一般情況下，這僅影響單顆牙齒的一小部份；但在更嚴重的情況下，便會影響多顆牙齒。另外，一些狀況如早產、營養不良、細菌和病毒感染等，都有機會令孩子的牙齒在發育的時候出現問題，導致牙質變差。

預防方法：注意牙膏氟素

隨着牙科技術進步，陳醫生表示現時可透過漂牙、牙貼片、牙套等方法，去處理這類牙齒問題，惟最終還是要先諮詢專業牙醫的意見，以確定最適合的口腔治療方案。預防勝於治療，家長可參考以下預防方法：

使用兒童牙膏： 其配方專為兒童而設計，氟素含量比普通牙膏低，在使用上相對比較安全，但切勿過量使用或吞服。

切勿吞下含氟牙膏： 在發育期間，避免讓兒童過度使用或吞下含氟量高的牙膏。

避免服用四環素： 此舉是避免形成四環素牙，不過現時在絕大部份情況下，醫生也會避免處方四環素給兒童使用。

矯正後固齒
防止再復發

專家顧問：陳思昕/牙科醫生

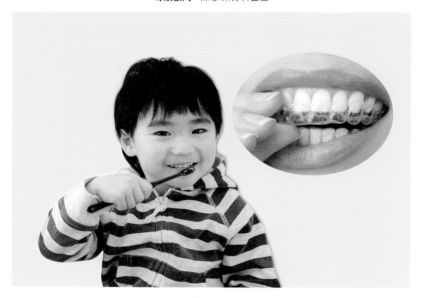

　　不少人都會選擇用箍牙的方式來矯正牙齒的咬合，而小朋友也可接受早期矯齒治療。不過，許多人都忽略了箍牙完成之後固齒的重要性。如果在矯正完成以後，沒有做好固齒的步驟，牙齒問題可能會出現復發。以下由牙科醫生為我們詳細解釋固齒的重要性。

矯正完又復發

　　陳思昕醫生表示一般牙齒矯正需時，由最短幾個月至最長好幾年的時間不等，不過在完成矯正後，牙齒或咬合可能有逐漸往原來的位置移回的傾向，在臨床上，此現象稱為復發現象。有見及此，一般完成牙齒矯正治療後，患者都要佩戴固定器。最易復發並造成擁擠現象的區域是在下顎前牙區的牙齒，而佩戴固定器

可有效預防牙齒或咬合的復發現象，固定器使用時間越久，牙齒排列及牙齒咬合的穩定性可維持更久。

改變牙齒排列 8大原因

　　牙齒排列及上下牙齒咬合，經過長時間的使用，功能會逐漸退化，所以在正常情況下，它們本來就不可能永遠不變。陳醫生表示，牙齒排列與咬合常會因各種不同原因而有不正常的改變，例如以下8個原因：

1. 智齒的異常萌發
2. 牙周病發生或惡化
3. 受遺傳影響的舌頭大小
4. 顎骨生長和發育
5. 以口呼吸
6. 吹奏樂器
7. 不良的口腔習慣，例如咬指甲、咬嘴唇等
8. 多生牙或囊腫

2大類固定器

　　固定器裝戴的時間會因應患者年齡、生長發育、牙齒矯正的治療時機與治療部位、所移動牙齒的距離與方向、治療前後的咬合狀況、固定器種類等因素，使得患者裝戴固定器的時間有所不同。陳醫生表示固定器分活動式及固定式兩種，以下為兩者的主要分別：

1. **活動式固定器：**應全日佩戴，而佩戴時間從半年到兩年不等，視乎醫生指示，若希望長期穩定，之後晚上睡覺時也應佩戴；若有遺失則應盡快重新製作，以免有復發的狀況發生。
2. **固定式固定器：**這款裝戴的時間一般都較活動式的時間長，以樹脂固定鐵線在牙齒後方作定位，固定牙齒的隻數因人而異，通常用以固定門牙至犬齒。

預留恆齒生長空間

　　如小朋友接受了早期的矯齒治療，其實也應該佩戴牙齒固定器，以維持矯正後的牙齒排列，特別是換牙期的小朋友，醫生有機會透過固齒為小朋友預留將來恆齒長出的空間。陳醫生表示年幼孩子的口腔還在發育中，基本上固定器都是在完成矯齒治療後才需要佩戴。小朋友的耐性較低，家長應循循善誘，耐心地教導子女佩戴固定器的重要性。

門牙崩掉
如何處理？

專家顧問：陳思昕/牙科醫生

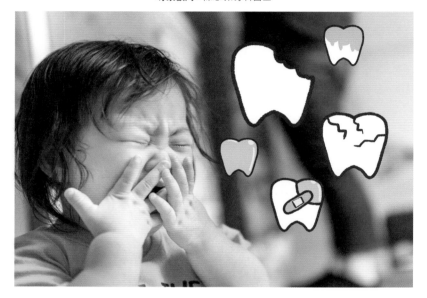

　　小朋友大多都非常活躍，在玩樂過程中，難免會有受傷的機會，嚴重時更有可能會造成牙齒崩裂。大部份小朋友的牙崩問題都是因外傷所造成，如果他們本身有先天哨牙，又或者經常參加碰撞性運動，例如欖球或冰上曲棍球等，那麼門牙受傷的機會率就會以幾何級數急升。究竟門牙崩裂有何方法作補救？以下由牙科醫生詳細說明。

3大情況不同處理

　　陳思昕醫生表示，門牙崩掉要視乎是乳齒或恆齒，故處理方式也有所不同，以下為3種情況下的不同處理方式：

❶ **崩裂了一小部份：**如果只是崩掉一小部份，牙醫可以進行打磨或修補。

❷ 崩損範圍比較大：如崩損程度嚴重至牙根外露，可能就要進行俗稱杜牙根的根管治療。

❸ 乳齒崩掉：乳齒崩裂而牙肉沒有腫、牙齒沒有痛或鬆，就等待那顆乳齒自然脫落便可。

可能阻礙恆齒生長

陳醫生表示牙齒崩損程度越大，越容易出現不適，例如牙齒敏感、咬合咀嚼時痠軟無力。如牙根受創則可能出現牙根發炎、牙瘡、牙鬆等問題。

乳齒崩掉：如果乳齒撞入齒槽骨內的情況嚴重，就可能會阻礙恆齒生長，需要提早脫除乳齒。如果乳齒被撞脫，則不會考慮把牙齒植回，牙醫有需要時可為小朋友設計及訂製空間維持器，以確保恆齒日後能夠順利長出。

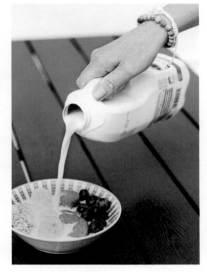

恆齒崩掉：植牙需要頜骨、牙槽骨和牙齦的生長均處於穩定階段才可進行，所以如果是在幼兒或青少年階段發生崩牙，鑲牙可能會面臨比較多的局限性。而活動假牙可能會是牙醫的主要選擇，待小朋友成年後或牙骨和牙肉狀況適合做植牙時，才進行種植牙手術。

家長可把崩掉的牙齒部份暫存於牛奶中，或有可能替孩子駁牙。

牛奶保存崩掉部份

活潑的小朋友尤其喜歡蹦蹦跳跳，如果參與容易會碰撞的運動時，就會較常出現門牙破損的情況。陳醫生表示當小朋友的牙齒崩掉時，家長可以即時嘗試找回崩掉的部份，然後用清水輕輕沖洗，如果可行的話可放在牛奶內保存，同時盡快尋找牙醫處理，或可能會駁牙。但一般來說，如果只是牙齒部份崩掉，而非整隻牙齒連牙根撞甩，牙醫未必會考慮把破碎的部份直接駁回，而是會選擇直接做修補或者牙套等治療。

箍牙
箍出美齒

專家顧問：劉諾行/牙科醫生

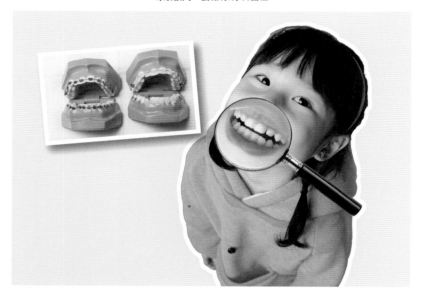

　　牙齒不整齊，牙縫位容易積聚食物渣滓，可致蛀牙及牙周病。再加上，牙齒不整齊可令咬合力不平均，令某些牙齒過度磨損，或許會引致發音不正及說話漏風。故此，矯正牙齒技術近年大行其道，很多家長都會選擇讓孩子箍牙，希望他們箍出一排整齊的牙齒。

1. 箍牙可分幾多種類？

　　現時箍牙的技術日趨進步，除了傳統的外箍、內箍之外，還可選擇隱形牙箍。

ⓐ 外箍法：在患者每顆牙齒黏上牙釘，再穿上金屬線，並用特製膠圈繫緊。這箍牙法是依靠金屬線的彈性，慢慢將牙齒移動至

預定位置，是現今較常用的箍牙方法。

ⓑ 內箍法：把牙釘和金屬線改放在牙背上，好處是外觀不易察覺，但壞處是舌頭容易被牙釘刮損。

ⓒ 隱形牙箍：這是較新的箍牙方法。在製作牙箍前，牙醫會先將病人的牙齒資料交給牙箍製造商，讓對方推算病人牙齒每周的移動位置，再利用電腦設計出隱形牙箍。病人需長時間佩戴牙箍，但在進食及刷牙時，則可脫下。

每種箍牙方法各有優點和缺點，不是每種箍牙方法都適合所有人，需因人而異。

2. 甚麼人需要箍牙？

任何年齡的人士若牙齒不整齊，或出現哨牙、倒及牙等情況，都可透過箍牙而得到改善。至於箍牙所需要之費用，則視乎牙醫收費、箍牙用料和難度，一般由3、4萬至10萬元不等。

3. 箍牙的最佳年齡？

12至14歲是最佳的箍牙年齡。由於孩子在發育時期，其面部骨骼尚未定型，故箍牙的效果可謂事半功倍。劉醫生建議，小朋友應及早檢查口腔，並定時監察恆齒於牙骨內的發育狀況，有需要就及早治療，可減低日後箍牙的難度和風險。

4. 箍牙需注意甚麼事項？

● **箍牙前**

醫生會先替病人作多方面的檢查：

醫生檢查：觀察病人的口腔衞生情況，再衡量他們是否適合箍牙。部份人士如老人、骨質疏鬆病患者、牙周病患者或智障人士等，均不適合箍牙，故需先徵詢牙醫的意見。

X光檢查：了解牙齒及牙槽骨的健康狀況，及分析面形與牙齒位置，以了解病人是否適合箍牙。

製作牙模：分析牙齒排列形狀和咬合情況。

● **箍牙後**

箍牙時間長短，需視乎個別病人和情況而定，一般約需1年半至3年。病人需每月覆診一次，以更換欠缺彈性的金屬線及膠圈等。

正確刷牙
不用大力刷

專家顧問：劉諾行/牙科醫生

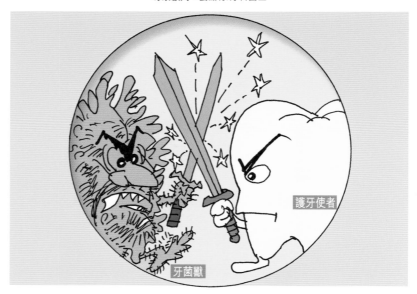

護牙使者

牙菌獸

　　無數細菌每天都會在我們嘴裏發動攻擊，誓要摧毀每顆珍貴的牙齒。牙菌獸更會不斷發放錯誤信息，如果信以為真，就會對牙齒造成永久性的傷害。想教孩子做好護齒工作，便要由刷牙開始。

1. 牙垢很頑固，要大力刷才行！

　　刷得大力，不代表乾淨，最重要是刷毛能清除牙齒縫隙間的食物殘渣。

　　刷牙時的動作，需注意以下兩點：

❶ 刷牙時要以打圈方式刷。

❷ 刷毛與牙面呈45度角，刷頭指向牙齦方向，使刷毛能進入齦溝和鄰間區清除污垢。

2. 晚上已刷過牙，早上起床不用刷啦！

錯錯錯！小朋友早上一定要刷牙啊！因為在晚上睡覺時，口部會長時間閉合，在濕潤且密封的環境下，細菌會極速滋長。若早上不刷牙，大家吃早餐時便會把細菌一併吞下，很不衛生啊！

3. 牙膏擠得越多，便刷得越乾淨！

牙膏不用擠得多，好像一顆綠豆般大小就足夠。牙膏擠得太多，刷幾下就起泡，容易令人產生錯覺，以為自己刷牙刷得很乾淨。此外，牙膏使用份量太多，可磨損牙齒表面之琺瑯質。另外，孩子過量攝取牙膏內的氟，可形成氟斑牙，令牙齒又黃又啡，有礙美觀。

刷牙正確方法：

❶ 刷上顎牙齒表面時，刷頭應稍微向上，與牙面呈45度角，在近牙齦處以打圈方式刷十次左右。

❷ 刷下顎牙齒表面時，刷頭要稍微向下，與牙面呈45度角，在近牙齦處以打圈方式刷十次左右。

❸ 刷上顎牙齒裏面時，刷頭需稍微向上，與牙面呈45度角，在近牙齦處以打圈方式刷十次左右。

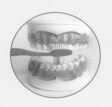
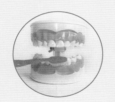
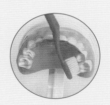

❹ 刷下顎牙齒裏面時，刷頭需稍微向下，與牙面呈45度角，在近牙齦處以打圈方式刷十次左右。

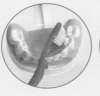

❺ 刷牙齒的咀嚼面時，不用打圈，一出一入刷十次左右。

乳齒恆齒
出牙次序如何？

專家顧問：劉諾行/牙科醫生

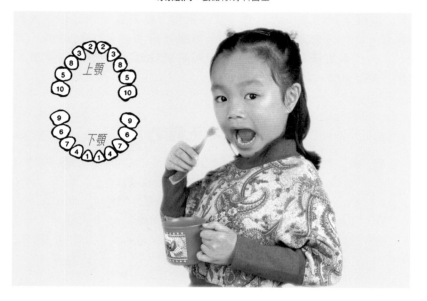

　　作為父母，你有責任教育子女愛惜牙齒，因為只有牙齒，才是伴着他們終老的buddy！保護牙齒，從何做起？牙科醫生全面講解兒童護齒的常識，讓孩子與牙齒做一世的好朋友！

1. 幼兒幾歲開始出牙？幾歲換牙？

　　寶寶大約在6個月開始便會出牙，由下顎的兩顆門牙開始，直至2歲左右，便會出齊20顆乳齒。

　　孩子在6歲開始換牙，所有乳齒會有秩序地脫落，通常從上下顎兩顆正門牙開始，繼而是上顎的兩顆門牙，恆齒便會在空位上逐漸長出，直到約13歲，整個換牙期便會結束。換牙後，新長出來的恆齒將伴隨我們一生；但恆齒脫落了就永冇take two，即使補假牙，也不及與生俱來的真牙用得那麼自在。

2. 怎樣選擇牙刷？用電動牙刷好嗎？

　　孩子的牙肉幼嫩，家長宜選用軟毛牙刷。孩子每次刷完牙，可用鹽水浸泡牙刷5分鐘來清除細菌；完成後，再瀝乾牙刷的水份，保持刷毛乾爽。另外，每隔2至3個月便要更換牙刷，勿等刷毛彎曲鬆散才更換。

　　如果家長擔心孩子手部不夠靈活，未能好好控制牙刷，便可用電動牙刷來幫手，務求刷頭能清潔每顆牙齒。

3. 怎樣選用牙膏？

　　給兒童使用的牙膏，首要標準是「吞落肚都冇事」。至於含薄荷味或含氟的牙膏，都不宜給兒童使用。因薄荷味太刺激，容易令孩子反胃；另外，食水中已含有氟，若牙膏也包含這成份，會令孩子攝入過量的氟，而導致「氟斑牙」的潛伏風險。

4. 年年驗牙，令你放心？

　　由孩子2歲開始，家長應定期帶他們看牙醫檢查牙齒。2歲時，每半年驗一次；6歲孩子開始換牙，驗牙的時間應轉趨頻密，約3個月便要一次，若牙齒長歪了，也可及早矯正。換牙期結束後，每年一次即可。

　　孩子要從小養成驗牙習慣，不應等到牙齒有問題時才見醫生。因待牙齒出現問題才找牙醫急救，往往已錯過診治的黃金時機，治療時所帶來的痛楚，更會令他們產生「打死都唔再睇牙醫」的念頭，日後的牙患問題，只會越來越嚴重。

5. 小朋友扭計唔刷牙怎麼辦？

　　有些父母會恫嚇孩子，警告「若不刷牙，就會爛牙！」這些負面的說話，實無助孩子建立刷牙的良好習慣，家長不妨改說：「你不刷牙，牙齒壞了，你就吃不到你最愛的糖果了」。若孩子主動刷牙及刷得清潔，家長應加讚賞，用鼓勵代替恐嚇。

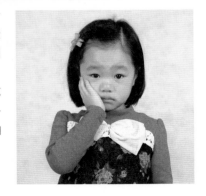

口腔清潔
要依次序

專家顧問：林敬安/牙科醫生

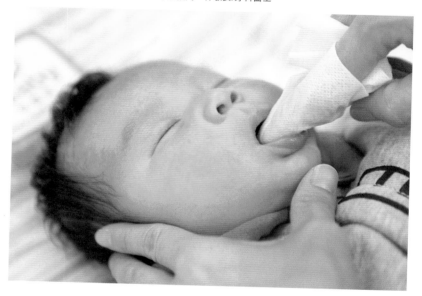

　　一般而言，孩子於**6**個月大開始長出下面第一顆門牙，每人長出第一顆牙的時間各有分別，即使超過**12**個月才長出第一顆牙也不是問題。但是，口腔清潔是刻不容緩，即使尚未長出第一顆牙，家長也要替孩子清潔口腔，讓他們及早適應，同時避免食物殘渣在日積月累的情況下，會影響口腔及牙齒健康，甚至影響孩子日常生活。

奶漬附牙肉形成口氣

　　很多家長誤以為孩子尚未長出牙齒，只是飲奶便不用給他們清潔牙肉，給他們飲水便可以視為清潔。其實奶漬會仍然黏附在牙肉上，會造成難聞的口氣，而且如果家長沒有從小培養孩子清潔口腔的習慣，當他們年紀稍長，長出牙齒才開始清潔，孩子可

能會產生抗拒，難以習慣清潔牙齒的感覺，家長便不容易為他們進行清潔了。所以，家長宜從小為他們清潔口腔，不論孩子是否已長出牙齒，都需要注重口腔清潔。

紗巾清潔口腔要依序

為零至6個月孩子清潔口腔可以每日清潔一至兩次，如果是兩次，便可早晚各一次。如果孩子尚未長出牙齒，家長可用弄濕了的紗布為他們清潔，但清潔時要注意安全，謹記用手托着他們的頭及頸，避免扭傷。於清潔時需要依次序，這樣才夠全面：
1.家長先將紗布浸入凍滾水中，扭乾 ➡ 2.慢慢把紗布放入孩子口腔內 ➡ 3.先用紗布抹上顎正面的牙肉 ➡ 4.之後，用紗布抹左右兩邊的牙肉 ➡ 5.接着，清潔下顎正面的牙肉 ➡ 6.最後，清潔左右兩邊的牙肉。

4大注意事項

當家長為孩子清潔口腔時，都有一些重點需要注意，避免令孩子感到不舒服：

❶ 如果家長為孩子清潔舌頭，千萬別觸及太後至喉嚨位置，否則很容易令他們有想嘔吐的感覺；

❷ 當孩子長出第一顆牙時，便需要早晚各為他們清潔牙齒一次，次序是由上顎正面開始，然後清潔兩側，之後清潔下顎正面，最後清潔兩側；

❸ 孩子2至6歲可以開始自己刷牙，由於他們的肌肉控制尚未成熟，所以未能徹底清潔乾淨，家長必須為他們補刷；

❹ 初期刷牙時不需要使用兒童牙膏，當孩子3歲後，懂得把東西吐出時才使用兒童牙膏。其含氟量較成人牙膏低，較安全。

不良口腔衛生引致蛀牙

有時，當家長為孩子清潔口腔時，他們可能會咬着家長的手指不放，這時家長不必緊張，強行拔出手指。只要稍等一會兒，孩子自然會鬆開口，這時，家長便可以拿出手指了。

另外，如果沒有培養良好的口腔衛生習慣，有機會引致難聞的口氣、導致蛀牙，甚至出現牙周病，牙齒鬆脫剝落的現象，牙齒出現問題會影響孩子的社交，長期牙痛會影響他們的專注力，甚至影響孩子的學習。

乳齒蛀牙
影響恆齒排列

專家顧問：林敬安/牙科醫生

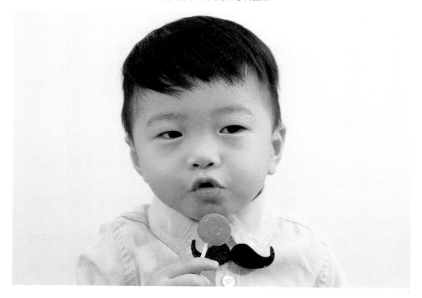

　　有的家長可能認為，即使寶寶乳齒蛀牙，待恆齒長出替換便可，毋須過於擔心。但乳齒蛀牙不單有機會影響寶寶生活，還可能影響恆齒的健康，因此不能輕視蛀牙。本文由專家為各位拆解蛀牙，以及講解如何為寶寶護理口腔和乳齒。

蛀牙點產生？

　　牙科醫生林敬安稱，形成蛀牙有四個重要因素：牙齒、細菌、食物、時間。幼兒進食，特別攝入糖份後，結合口腔中的細菌便會產生酸素，令牙齒礦物質流失，產生蛀牙。但蛀牙需要足夠時間，若此前唾液已經中和酸素，牙齒礦物質便不會流失。蛀牙從輕微到嚴重大致可分為三個階段：

　　蛀牙初期：牙齒表面琺瑯質出現黃色、白色或灰色，或牙紋

有啡黑色的線。此階段不會有任何不適的麻痺、疼痛感。

蛀牙中期：細菌進入象牙質，出現蛀洞，這時有機會出現不適，例如咬食物、遇冷水或熱水時，牙齒會敏感，且蛀洞可藏食物殘渣，容易形成口臭。

蛀牙後期：細菌接近牙髓或已到達牙髓，鑽穿神經線而產生牙痛。

牙齒發黃一定是蛀牙嗎？

若是蛀牙引起的發黃，便只有特定某隻蛀牙的牙齒會發黃。若牙齒全部偏黃，有可能是牙齒本身偏黃，因每個人牙齒色澤先天會有所不同，但也有可能是外來污漬引起發黃，對幼兒來説牙齒清潔不善是主要原因之一。此外，牙齒排列不整齊，特別是嚴重擠迫會增加蛀牙的風險，它可以藏匿更多食物殘渣，而且增加了清刷難度。

乳齒蛀牙影響恆齒？

蛀牙容易產生口氣，若是門牙蛀牙，更會直接影響儀容、自信和社交。嚴重蛀牙甚至降低咀嚼能力，影響進食和營養吸收，疼痛劇烈讓幼兒焦躁吵鬧，難以集中精神。

若乳齒蛀牙蛀穿神經線，細菌可能會感染恆齒影響其發育。此外，若蛀牙導致乳齒脫落太早，隔壁的牙齒便有機會向旁邊空

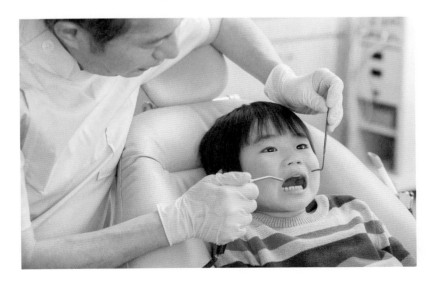

位移動，令恆齒未必有足夠位置長出，影響恆齒排列。

幼兒口腔清潔 分4階段教你

零至6個月：雖然該階段幼兒還未長牙，無蛀牙風險，但飲奶後口腔會有殘渣，所以仍需清潔。家長洗淨雙手後，用紗布包住食指，沾上凍滾水為幼兒輕抹牙肉和舌頭，全程要托穩幼兒的頭頸。家長每日需為幼兒清潔1至2次口腔，可選定一個固定時間，但謹記不要飲奶後馬上進行，幼兒容易嘔奶。洗口有助於培養幼兒日後刷牙的習慣。此外，家長需避免幼兒含奶嘴入睡。幼兒睡着後需停止餵哺，或者待其可飲水後，睡前用清水代替奶，讓其含清水入睡，但仍需在入睡後取走奶嘴。

6至12個月：雖然該階段寶寶開始出牙，但用紗布清潔牙齒即可，毋須使用牙膏。

1至2歲：若此時幼兒有能力將牙膏吐出而非吞下，便可使用牙膏，含氟不含氟的兒童牙膏均可使用。若不能吐出，用牙刷和清水清潔即可。可為幼兒準備一毫子大小、約15毫米的軟毛牙刷。注意刷牙幅度太大容易磨損牙齒，每次刷2隻牙即可，橫刷最容易掌握，直刷或打圈亦可以。

2至6歲：2歲幼兒一般能漱口和獨立刷牙，可為其選購稍大的牙刷，但由於獨立刷牙未必乾淨，家長仍需為其補刷。

謹記3點 防止蛀牙

❶ **飲食習慣良好**：均衡飲食，少食黏性高、糖份高的食物。由於進食次數多會為口腔細菌長時間提供養份，因此比一次進食大量更容易蛀牙，建議家長於幼兒6個月後開始固定幼兒進食時間和次數（6至8次為宜）。

❷ **注意牙齒清潔**：如前段所示，培養早晚刷牙的習慣，掌握正確的刷牙方法。

❸ **定期檢查牙齒**：1歲左右便需要帶幼兒看牙醫，檢查是否有不良的口腔習慣，並及時糾正。往後每年看牙醫1至2次為宜。

小兒牙周病
流牙血要注意

專家顧問：陳敏霞/牙周治療專科醫生

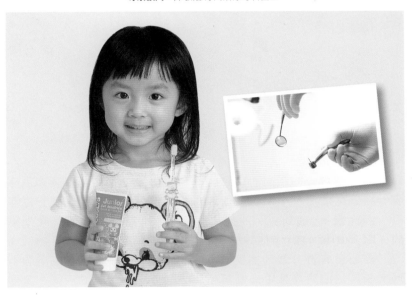

　　牙周病屬常見疾病，不少人都遇過流牙血、牙齒鬆脫等問題，這疾病會出現小朋友身上嗎？家長可如何為孩子預防？本文由牙周治療專科醫生陳敏霞為我們一一解答。

嚴重疾病徵兆

　　陳敏霞醫生表示一般來說，牙周病較少出現在幼童身上。而主要成因有二，一是口腔中的牙周細菌所造成；二是自身免疫系統的發炎反應，牙周的牙肉發炎，發炎反應令牙肉及牙槽骨開始萎縮，而這兩項是支撐牙齒相當重要的結構，牙槽骨慢慢萎縮流失，令其最後難以支撐我們的牙齒。初期牙周病的症狀以流牙血為主，越發嚴重時牙齒會變得越來越鬆，連進食的能力也沒有。陳醫生直言部份病人反映牙齒變得越來越長，這是因為牙肉的萎

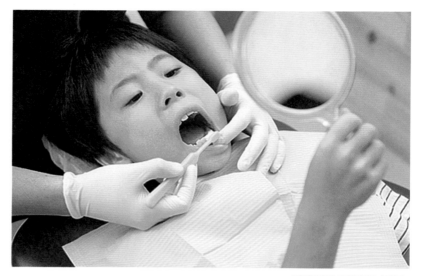

縮，令牙腳也一同露出，進食時不管遇上冷熱食物都有麻痺的感覺。雖說牙周病較小出現在幼童身上，部份孩子也會出現牙齒鬆動，且大量流牙血的情況。這種情況極可能是由其他疾病所造成，牙周組織的變化是其中一個症狀。若孩子口腔出現類似情況，要留意有否身體其他病徵，需要時應盡快轉介至合適專科處理。由於白血病為其中一個可引起幼兒牙周病症狀的疾病，部份更會轉介至癌症科。因此，家長需要小心留意。

預防小貼士1：牙齦炎與牙周病

牙周病是由牙齦炎開始，指的是牙齦的位置發炎。日常清潔不足，如刷牙時沒有清潔好，便會出現，而這是非常普遍的症狀，不管大人小朋友都有。剛開始時，可能只是輕微的症狀，只會令牙齦發炎，可是若長期置之不理，便可能演變成牙周病，因此要預防牙周病，便要從牙齦炎入手。改善牙齦炎的辦法相對簡單，發現以後大部份牙醫會幫忙清洗牙齒，此外也會教導患者如何刷牙及清潔牙縫。陳醫生表示，每個人的牙齒排列都稍有不同，因此人人都適合不同的清潔工具，以及不同手法。所以如有牙齦炎的問題，最好求助於牙醫，部份牙醫會手把手的教導最適

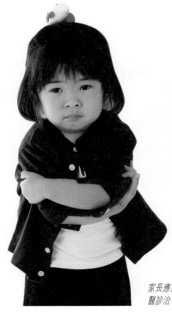

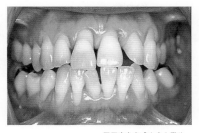

牙周病多在成人身上發生。

家長應從小多帶孩子接受牙醫診治，好讓他們習慣。

合患者的刷牙方法及用具。如果真的演變成牙周病，情況相對較為嚴重，而且也較難根治。

預防小貼士2：由小培養習慣

嚴重的牙周病患者可能需要拔牙，後果非常嚴重，因此預防的工作非常重要。首先，要徹底清潔牙齒，如果擔心孩子不懂如何好好清潔，家長可尋求牙醫幫助，牙醫會在清洗牙齒的同時，又會教導孩子最適合的日常打理方法。

其次，建議家長可定期帶孩子到牙醫診所進行檢查，留意他們有沒有嚴重的齒科疾病。因牙周病的病症都要在後期才會出現，可是出現時已致嚴重的情況。初期只可依賴牙醫專業的檢查，及早發現才可及早根治。

事實上，牙周病形成也有遺傳因素，所以家長自身也需要作牙周檢查，若家人中有牙周病患者，也可多加留意孩子的牙齒。要培養良好的清潔習慣，家長應該從小開始教育。例如從6個月至1歲開始，早晚用手指捲着紗布替孩子摩擦牙齦及牙齒表面，讓他們明白早晚都要清潔的概念。

另外，陳醫生亦建議可從小帶孩子看看牙醫，作簡單普通檢查，習慣以後可減低他們對牙醫的恐懼。

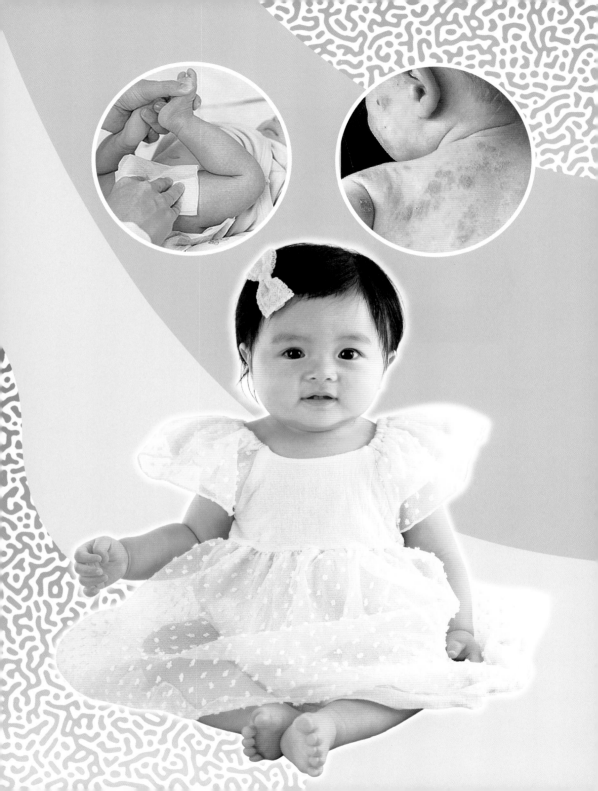

Part 3

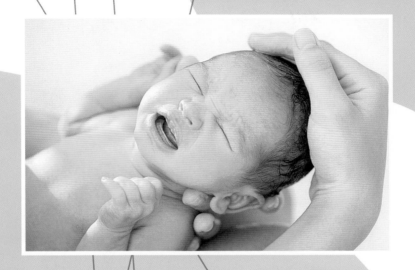

皮膚科

寶寶常常穿尿片，引致尿布疹，又會有濕疹或
其他皮膚問題，父母都十分困擾。本章
會就寶寶常出現的皮膚問題，請來醫生解答。

水痘
傳染高要隔離

專家顧問：林嘉雯/皮膚科專科醫生

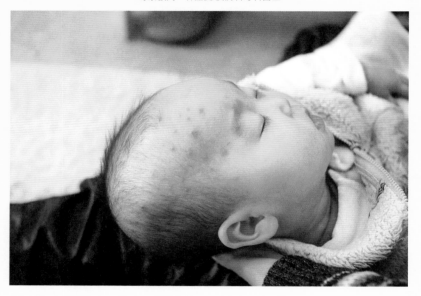

　　水痘是常見的兒科疾病，孩子的皮膚會出現許多水泡，並且感到非常痕癢。水痘的傳染性極高，部份家長認為孩子只要出過一次便不會再次患上，故會讓孩子主動接觸患者，但這種做法是否可取？以下由皮膚科專科醫生為我們詳細分析。

高傳染性疾病

　　水痘於冬季較為普遍，主因是病毒於天氣轉變時更易增多，傳播能力亦較強。林嘉雯醫生表示，水痘和帶狀疱疹的病毒相同，但症狀卻不一樣。一般人患水痘痊癒後，之後病毒會潛伏神經組織，引發帶狀疱疹。水痘是一種高傳染性的疾病，主要透過飛沫從空氣傳播，如果接觸到患者皮膚上的體液，也有可能被傳染。

患病要自我隔離

患病的孩子會出疹，但林醫生表示患者從出疹前的1至2天，身體已帶有傳染性，故出水痘的人應進行自我隔離，孩子千萬不要上學，要在約1星期後才可以回校。林醫生表示大部份水痘患者都會在數天內痊癒，治療方面，以針對徵狀的支援性治療為主，患者需要多休息多飲水。家長可為孩子修剪指甲，防止他們因為痕癢而抓傷皮膚，抓傷不只可能留疤，更可能會因為損傷而出現2次細菌感染的情況。

孕婦患水痘會生畸胎

家長應該避免讓患病孩子接觸尚未出過水痘的孩子及成人，因為在成人階段患上水痘，可以非常嚴重，甚至可能出現肺炎、腦積水等嚴重併發症。林醫生表示如果是免疫力較低的成人應盡量避開患者，如果孕婦患上水痘，可能會出現畸胎。反之小朋友面對的併發症較少，12歲以下徵狀會比較輕微，大於12歲的孩子大多需使用抗病毒藥物治療。

迷思：接觸患病孩子就有抗體！

部份家長認為孩子只要生過一次水痘便不會再生，因此讓他們主動接近患病的小朋友。林醫生表示患過水痘的孩子的確會有抗體，再患的機率會比較低，可是她並不建議家長特地讓孩子接觸其他患者，因為有一定的再感染風險存在，而患病過程對孩子而言也相當痛苦。患病孩子會有發燒的徵狀，此外還有皮膚痕癢、紅腫，身體、面部及四肢都會有凸起的水泡。水泡在3至5日後便會乾透，及後會結痂，然後在2至4星期內會脫落。

孩子多已打預防針

香港大部份小朋友都已經打了預防針，而要預防出水痘，最重要的還是保持良好的衞生習慣。因不知是否在潛伏期，如果有傷風問題，孩子應戴上口罩，並減少去多人的地方。林醫生表示，現時預防針由政府的香港兒童免疫接種計劃資助，幼兒約1歲打第1針，約1歲半時打第2針。如有接種的孩子，大多不會受感染，就算小部份人不幸感染，所出現的徵狀亦會較輕。

奶癬
未必關飲奶事

專家顧問：林嘉雯/皮膚科專科醫生

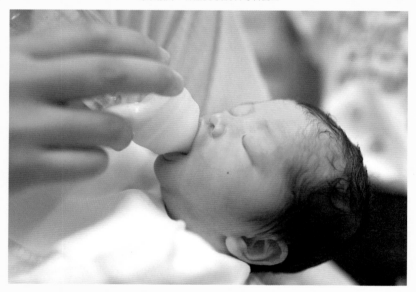

　　奶癬不時出現於嬰兒的臉上，為嬰兒常見的皮膚病。許多媽媽都認為奶癬的出現與飲奶有關，事實上是否如此？而奶癬又是否可以預防呢？以下由皮膚科專科醫生為我們詳細分析，為何寶寶會出現奶癬，以及有何治療方法。

奶癬迷思大解惑

　　對於奶癬，在家長之間一直流傳着許多迷思，也出現了各式各樣的醫治偏方，到底這些迷思是否正確？以下由林嘉雯醫生為我們一一解答：

迷思1：奶癬＝濕疹

　　林醫生回應：「事實上，奶癬為濕疹其中一種，由於經常於

116

嬰兒需要飲奶的時期出現在面部，因此才被稱為奶癬，它是常見的嬰兒濕疹之一。」

迷思2：母乳搽面可醫治

林醫生回應：「雖然坊間有此傳聞，但事實上以母乳治療的方式，尚未有足夠證據支持，母乳對奶癬治療有實質幫助。」

迷思3：飲奶就會出奶癬

林醫生回應：「儘管奶癬的名稱與牛奶有關，但孩子面上的奶癬卻不一定與牛奶相關，其成因十分多樣，並沒有既定成因。」

奶癬6大成因

那麼奶癬的成因是甚麼？林醫生表示其成因未必與飲奶有關，大部份患者都於1歲以下開始出現，到2至3歲便會康復，但暫時尚未能找出實際成因，以下6種為部份可能成因：

❶ 遺傳影響　　❹ 免疫系統問題
❷ 環境因素　　❺ 食物因素
❸ 天氣問題　　❻ 塵蟎造成

勿用刺激沐浴露

林醫生表示，若發現孩子患上奶癬，家長務必要求診，如未能痊癒，有機會發展成濕疹。如徵狀較為輕微，屆時可使用成份溫和、適合敏感性皮膚使用的潤膚膏，以紓緩徵狀。值得注意的是，家長切勿讓孩子使用過度刺激的沐浴露，以免帶走過多皮膚上的油脂。

益生菌可減低染病率

雖然現時尚未有食療可以在孕期讓媽媽預防孩子出現奶癬的問題，不過據林醫生表示，孕婦在懷孕期間，或是讓初生嬰兒服用益生菌，有可能減低染病率，但實際成效仍有待進一步研究。此外，服用維他命D對奶癬或濕疹的幫助，暫未有足夠數據支持此論述。

要預防奶癬，除了服用益生菌外，家長平日應經常為孩子使用潤膚膏，為皮膚保濕。由於嬰兒的皮膚非常幼嫩，容易受到乾燥天氣及環境影響，加強皮膚的障屏能力，有助大大減低患上奶癬的機會。

汗斑
注意皮脂旺盛位

專家顧問：林嘉雯/皮膚科專科醫生

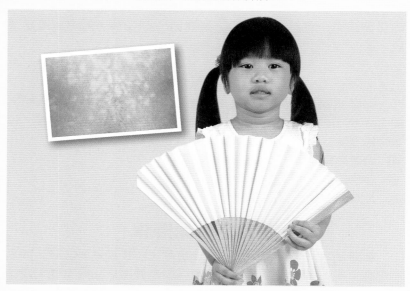

　　炎熱的夏天，小朋友身上最常見的是汗斑問題，身上一片片白色，外觀不好看之餘，也會非常痕癢。遇上汗斑讓家長非常頭痛，原來汗斑初期出現時，家長可自行為孩子治療，到底是甚麼方法？以下由皮膚科專科醫生為我們詳細分析。

甚麼是汗斑？

　　林嘉雯醫生表示，汗斑在炎熱的天氣下非常常見，因在炎熱的天氣下，皮膚的溫度會變得高，皮膚表面的汗水增多，令表面本來就有的真菌皮屑芽包菌滋生。導致汗斑的這些真菌也是導致頭皮屑的主要原因，但在一般情況下並不會引致發病，是在環境等因素的影響下才會。它們會壓抑皮膚表面的黑色素，在皮膚表面形成一片片的白斑，但在一段時間後會慢慢消退。汗斑主要出

現在皮脂旺盛的部位，包括身體、背部、前胸及手臂等，患者身上主要有以下3大症狀：

❶ 大大小小橢圓形的白色斑塊
❷ 甩皮及有皮屑
❸ 皮膚痕癢

初期治療：靠洗頭水

　　林醫生表示，孩子身上出現汗斑，家長不用急於看診，首先可購買合用的洗頭水作初期治療之用。由於汗斑是由真菌所導致，家長只要利用抗真菌的洗頭水，例如去頭皮屑的，便可初步紓緩。用法是把洗頭水當作沐浴露般，塗抹在身上5至10分鐘後沖走，如此進行1至2個星期便可。若然沒有效用，便應立刻求醫，醫生會提供外塗的藥膏，或是口服的藥丸。

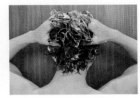

汗斑可使用洗頭水作治療。

預防小貼士：維持皮膚乾爽

　　夏天時，汗斑在小朋友身上經常會出現，尤其是青少年則更多，這主要是與溫度及皮脂的分泌有關。林醫生表示，雖然汗斑可自行消退，但家長也要好好預防，只要在以下4個細節下多加注意，便可為孩子作好預防：

❶ 保持皮膚乾爽
❷ 出汗立刻擦乾
❸ 多穿通爽衣物
❹ 可使用止汗劑

如何確保白斑消退？

　　許多家長都希望孩子身上的白色斑塊可盡快消失，但值得注意的是，白色的斑塊短期內不會消失，只可讓其自行消退，短則2至3個月，長則可能永久留下。汗斑的治療過程並不困難，家長最好及早醫治，不要過份拖延。若遇上痕癢的情況，大部份醫生都會處方口服組織胺，不過白斑方面，暫時未有藥物可以醫治，顏色方面的處理較為困難，唯一可做的便是耐心等待，不過亦可能會永久留下。

蕁麻疹
不易找出原因

專家顧問：林嘉雯/皮膚科專科醫生

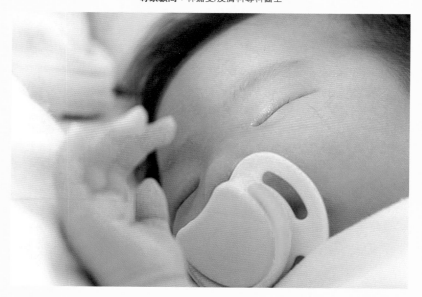

　　蕁麻疹，俗稱風癩，出現時非常痕癢，但往往不知為何患上。事實上，大部份患者都無法找出自身患上蕁麻疹的成因，更難以避免其出現。那家長該如何為孩子預防？患蕁麻疹又是否需要向醫生求診？以下由皮膚科專科醫生為我們作出詳細分析。

患者表徵相同

　　林嘉雯醫生表示，蕁麻疹非常常見，幾乎每個人一生中都會至少出現一次，急性和慢性蕁麻疹的最大分別在於時長，以及是否能找出成因。患上後，它們的表徵並沒有分別，兩者皆沒有傳染性，並以皮膚性徵狀為主，以下為主要徵狀：

❶　粉紅色丘疹

❷　水腫，可能於眼部、面部或嘴部

❸ 嚴重徵狀包括氣管腫脹而導致呼吸困難，則較少出現

口服藥治療

　　林醫生表示蕁麻疹的治療方式以口服藥為主，於確診後，醫生會處方口服抗組織胺，讓紅疹消退，藥物的副作用不大。此藥物分為第一代及第二代，新一代的副作用較少，效果亦相對更長。小部份患者於服食藥物後，並沒有效果，此時醫生會為患者注射生物製劑，效果會更為顯著，此為調節免疫系統的藥物。

盡避潛在成因

　　雖說慢性蕁麻疹的成因較難找出，但林醫生說一般醫生仍會建議患者盡量找出導致出疹的原因，並於日常生活中避免，以減少日後出疹的機會。林醫生直言不只日常生活接觸到的物件，部份生活中的行為也可能觸發蕁麻疹，包括流汗、以過熱或過冷的水洗澡、劇烈運動、摩擦皮膚及壓力過大等。

　　不過於大部份患者當中，的確不容易找到成因，而急性蕁麻疹的成因大多較為明顯，而較少數的慢性蕁麻疹患者，需要以驗血查找病因，因有機會是免疫系統疾病造成，例如紅斑狼瘡、甲狀腺系統問題等。若驗出由這些疾病造成，醫生將集中治療這些疾病。

蕁麻疹2大類

　　蕁麻疹俗稱風癩，可分為兩大類，分別為急性及慢性：
❶ **急性蕁麻疹：**是一種身體過敏反應，急性蕁麻疹大多能找到其原因，例如食物、藥物及蛟蟲等致敏原，但並非一定可以找到原因。
❷ **慢性蕁麻疹：**成因大多較難找出，在反覆出現蕁麻疹徵狀超過6個星期後，便已屬慢性。除上述提及的可能成因外，天氣溫度、運動及壓力等，都可能引致蕁麻疹。

注意！不要抓紅疹！

　　林醫生建議患者出現紅疹時，切忌抓撓紅疹，此舉只會令其越發嚴重，並盡量減少對皮膚的刺激較好。家長謹記需要帶同孩子向醫生求診，因慢性蕁麻疹可以持續數個月，甚至以年計，屬非常痕癢的皮膚疹。現時靠藥物已可控制蕁麻疹，雖未能完全根治，但仍可紓緩徵狀。

小兒紅疹
如何分辨？

專家顧問：林嘉雯/皮膚科專科醫生

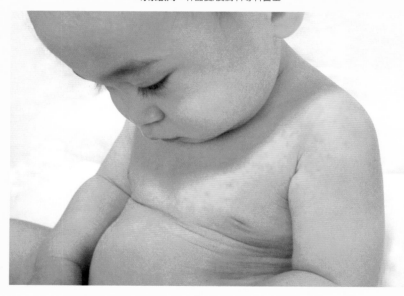

　　小朋友經常出現不同原因的皮膚疾病，紅疹更是最常見的病徵。讓孩子出現紅疹的皮膚病極多，家長可以如何分辨孩子所患的是甚麼？又是否所有紅疹都需要求醫？以下由皮膚科專科醫生為我們詳細分析。

小兒紅疹1：麻疹

　　麻疹由麻疹病毒引起，它的出現通常伴隨着發燒的症狀，是屬於上呼吸道感染的一種。患者身上的紅疹有別於其他皮膚病，是以一塊一塊的方式出現。麻疹是一種高傳染性的疾病，預防方式除了注射疫苗以外，保持良好的個人衛生，以及環境衛生亦同樣重要。

小兒紅疹2：接觸性皮膚炎

接觸性皮膚炎，顧名思義在接觸到會讓孩子皮膚發炎的事物時出現，可分為刺激性或者過敏性。刺激性的例如口水、排泄物；而過敏性的，則有塵蟎、蟑螂、狗和貓的毛髮，都是比較常見因接觸後引起皮膚過敏反應的致敏原。嬰兒身上常見的尿布疹，也是接觸性皮膚炎的一種。一般而言，過敏性引起的接觸性皮膚炎比刺激性較為嚴重。

小兒紅疹3：熱痱

熱痱又稱汗疹，是幼兒身上常見的紅疹，它們主要集中出現在身體上汗水分泌較多的部位，包括胸口、背部等。熱痱外形為針頭般大小的紅色小水泡，是夏天常見的皮膚問題。家長應盡量維持孩子皮膚乾爽，例如穿棉質通爽的衣服，要知道孩子穿衣足夠與否，把手伸入衣服感覺一下，皮膚有沒有汗水便知，出汗時應該脫外套，立刻抹乾。

從發燒病徵初步判斷

林嘉雯醫生表示，孩子的皮膚出現紅疹由許多因素影響，不少幼兒常患的病症，都可能導致紅疹出現。要分辨小朋友患上的是哪種疾病，可從他們有否發燒，以進行初步判斷：

- **有發燒症狀**：玫瑰疹、手足口病、水痘及麻疹
- **沒發燒症狀**：濕疹、汗疹、接觸性皮膚炎如尿布疹

皮膚護理 5大重點

林醫生表示，要做好保護皮膚的工作，才可維持孩子皮膚的健康。以下5點都需要多加注意：

❶ 洗澡後3分鐘內，在皮膚仍然有些微濕潤狀態時，立即塗上潤膚膏，成效最好。另外只要皮膚乾燥，便立刻補上潤膚膏。

❷ 外出時，避免長時間穿着過厚的衣物。

❸ 棉被可換成通爽物料。

❹ 飲食均衡，多做運動。

❺ 感到痕癢時，盡量不要抓癢。

林醫生表示患者在出現紅疹時，可試着利用凍敷的方式紓緩徵狀，或服食抗敏感藥。如果情況嚴重，便需要立刻求醫。

脂漏性皮膚炎
嚴重致脫髮

專家顧問：林嘉雯/皮膚科專科醫生

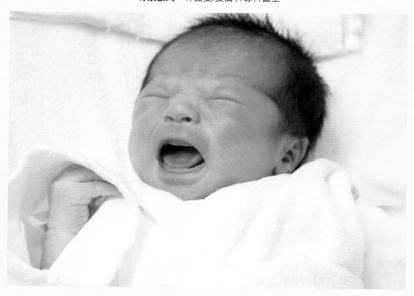

　　脂漏性皮膚炎在成人及嬰兒身上都非常常見，屬於油性的皮疹，患者皮膚會出現紅疹，同時覺得非常油膩。到底為何小朋友會患上脂漏性皮膚炎？家長又可如何為他們預防？以下由皮膚科專科醫生為我們詳細分析。

與皮脂分泌有關

　　林嘉雯醫生表示，現時醫學上尚未有確定成因，不過有研究認為與皮下脂肪分佈有關。脂漏性皮膚炎好發在皮脂腺上，因此在頭皮、臉部及胸部等部位會出現較多，這與皮脂分泌及皮膚表面的真菌有關。皮脂會成為真菌的養份，令它們大量生長，導致出現發炎反應，亦即患上脂漏性皮膚炎。

　　脂漏性皮膚炎可能與母體內的雄性荷爾蒙有關，在懷孕時進

入小朋友體內，這些雄性荷爾蒙會刺激身體的皮脂，令孩子分泌更多皮脂。在嬰兒出世以後，離開了母體，這些雄性荷爾蒙會慢慢地消失，因此會漸漸康復。

脂漏性皮膚炎 分2大類

林醫生表示此病非常常見，並分為成人脂漏性皮膚炎，以及嬰兒型脂漏性皮膚炎兩種。嬰兒型的脂漏性皮膚炎大多會出現在頭皮、面部，2周大的嬰兒已可能患上，他們會出現皮疹、紅疹及黃色皮屑，而且會感覺非常油膩。大部份患上脂漏性皮膚炎的小朋

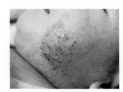

脂漏性皮膚炎主要會出現在孩子的臉部及頭皮上。

友，其徵狀都會在2至3個月後消失。在嚴重的情況下，患上脂漏性皮膚炎的小朋友可能會出現脫髮問題，身體不適會影響他們的睡眠，睡眠受影響的同時，可能會令他們的食慾下降。

預防4大重點

油脂分泌多是造成孩子出現脂漏性皮膚炎的最主要原因，林醫生表示要好好預防此病，可留意以下4點：

❶ **每天洗頭：**為小朋友以嬰兒專用洗頭水洗頭，減少皮脂分泌，減慢真菌的生長。

❷ **塗抹潤膚膏：**可以保護皮膚，強化皮膚屏障，保護力強，自然較少皮膚問題。

❸ **立刻求醫：**孩子未必患上脂漏性皮膚炎，要確定到底是甚麼皮膚問題，必須要求醫。

❹ **抗真菌洗頭水：**除患病當下之外，康復後也可使用一段時間，以防止復發。

減慢真菌生長速度

林醫生表示，此病治療時主要使用藥物治療，為小朋友減低真菌生長的速度，以及降低發炎反應。如果在頭皮部位出現脂漏性皮膚炎，醫生會為孩子處方抗真菌的洗頭水，爸爸媽媽可以每星期2次的頻率，為孩子以這款洗頭水洗頭。如果頭皮的徵狀已經非常嚴重，醫生會處方外塗的類固醇。在臉部以及身體上的其他部位出現時，除了外塗的類固醇外，也會處方外塗的抗真菌藥膏。

頭皮屑太多
抓癢可致發炎

專家顧問：原嘉麗/皮膚科專科醫生

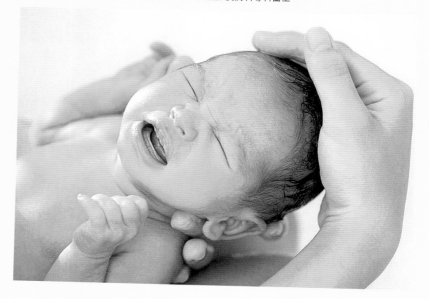

　　出現頭皮屑是正常不過的事，但若孩子出現過多頭皮屑，家長便應該協助他們解決這個問題。原因是如果頭皮屑太多，嬰兒不停抓癢，有機會令頭皮損傷，而導致發炎。

脂溢性皮膚炎

　　導致嬰兒出現過多頭皮屑的原因，主要是他們出現脂溢性皮膚炎。嬰兒的脂溢性皮膚炎成因尚未明確，醫學界懷疑是與母親的男性荷爾蒙水平有關。母親的男性荷爾蒙通過胎盤被胎兒吸收，進而刺激嬰兒的皮脂腺分泌。如果這時候寶寶頭皮有皮屑芽孢菌，便會出現發炎反應，導致皮膚發炎紅腫，而皮屑、油脂以及組織液就會結合，形成黃色的頭皮屑（黃色乳痂，Cradle Cap）了。

1至3個月大最常見

　　嬰兒「脂溢性皮膚炎」俗稱「頭泥」，多數出現在1至3個月大的寶寶，最早會在出生後2周已經出現。根據醫學統計，1個月以下的嬰兒大約10%有這個困擾，而在寶寶3個月大時，是脂溢性皮膚炎發生的高峰，高達50%，但接下來就會慢慢消退，在1至2歲時還有這個狀況的孩子大概只剩下7%。所以，家長不用太過擔心，其實這是很多寶寶的成長經歷。

　　很多人對於手腳上的痂都有忍不住抓下來的衝動，可是寶寶的頭皮乳痂卻不能抓，因為乾掉的頭皮屑會緊緊地黏附在寶寶幼嫩的頭皮上，如果硬抓下來的話，會令皮膚破損，甚至發炎。

以油溶油

　　要處理嬰兒的「脂溢性皮膚炎」，第一步是「以油溶油」。家長可以用油性的物質，例如花士令、植物油、礦物油、嬰兒油，在洗澡前10至20分鐘，先將有關物質均勻塗抹在寶寶的頭皮上，然後非常輕柔地按摩寶寶頭皮，幫助乳痂軟化。當發現乳痂有所鬆動，便可以用溫和的洗髮產品，以指腹輕輕按摩寶寶的頭皮。在這個過程中，乳痂多數都會自行脫落，如果乳痂還沒掉下來，也不用太心急一定要一次過全部去除，可待隔數天後才將以上程序重複一次。但是，如果寶寶的乳痂太頑固，難以清除；或是清除後頭部皮膚出現紅腫，一碰寶寶的頭皮便哭鬧，可能是有發炎的問題。這時候建議就醫診治。醫生一般會處方含藥性的外用消炎藥膏或抗真菌藥膏，幫助他們受感染已發炎的頭皮復原。

任何髮質也有頭皮屑

　　原醫生表示，無論乾性或油性頭髮，其實都有機會出現頭皮屑的。家長一般都可觀察到孩子髮質是偏乾性或偏油性，但不建議太急於用油性重或去除油性重的洗髮產品，以免影響孩子的皮膚。

及早處理

　　每天洗頭未必可以完全避免，所以，最重要是出現過多頭皮屑時及早處理。寶寶的脂溢性皮膚炎除了會出現在頭部外，也有機會出現在其他皮脂腺分佈多的部位，例如面、眼眉、耳、腋下、肚及大髀間的皺摺位。

幼兒濕疹
盡量避致敏原

專家顧問：陳厚毅/皮膚科專科醫生

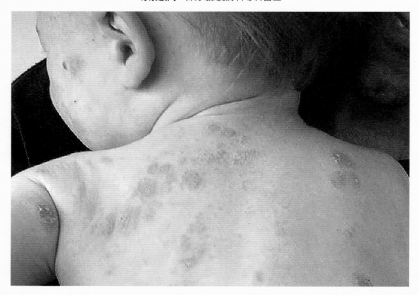

　　幼兒患有濕疹，皮膚痕癢又紅腫，令到不少家長十分煩惱。皮膚科專科醫生認為，改善幼兒濕疹，首要做好適當的洗澡、護膚和飲食安排，幼兒期盡量避免接觸致敏原，其濕疹復發的機會便會大大減少。

沐浴產品忌鹼性太高

　　洗澡方面，家長可以選擇一些性質較溫和的潔膚液，不要鹼性太高和消毒力太強。皮膚科專科醫生陳厚毅建議，皮膚較乾燥和敏感的人士，不宜選用潔膚效能太強的沐浴產品，以免過度去除皮膚的油脂，而加劇皮膚乾燥或其他皮膚問題。沐浴和清潔皮膚所

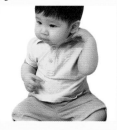

用的水溫亦不宜過高。

趁沐浴潤膚好時機

沐浴或清潔皮膚後，一般都是護理身體皮膚的好時機；最理想是可以早、晚各塗抹一次，而身體特別乾燥的部位，例如手肘和腳踭，則可按需要塗沫乳液多次。

妥善保濕預防濕疹復發

潤膚方面，宜選擇一些成份較溫和、沒有香料的產品較佳。潤膚乳是常用的護膚品，適當使用它，既可保濕，亦有助預防敏感和濕疹復發。另外，需提醒大家的是，為肌膚塗抹乳液作適當保濕，是預防敏感和濕疹復發的良方，使用時應該按季節、個人膚質、期望觸感和皮膚狀況，而選擇合適的身體保濕產品。

進食不同食物減低致敏

食物方面，可以慢慢嘗試不同的固體食物，減低致敏的機會，如不太清楚嬰孩對於甚麼東西敏感，可找醫生進行皮膚點刺測試或抽血檢驗。若情況嚴重，醫生會處方一些抗生素、輕度類固醇藥膏，以紓緩紅腫和痕癢的皮膚問題，情況大多很快得到改善。

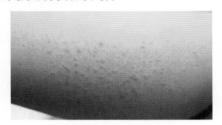
外露的皮膚上塗抹防曬用品，預防皮膚老化和乾燥。

切勿忽略三大要訣

幼兒患有濕疹，家長除了依照上述的預防工夫，還有兩件事不能忽視，現分述如下：

❶ 避免使用含有容易引致寶寶皮膚敏感，含防腐劑成份的潤膚膏塗抹寶寶雙手，例如MIT、Methylparaben；

❷ 應避免穿着羊毛製的衣服，因它較易引起敏感，宜盡量穿棉質衣服；

❸ 外出時，在外露的皮膚上塗抹防曬用品，也是預防皮膚老化和乾燥的好方法。

嬰兒痤瘡
切勿亂塗藥膏

專家顧問：伍永強/兒科專科醫生

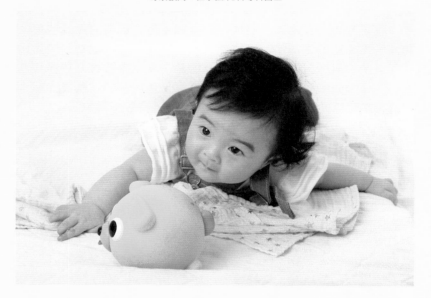

長暗瘡對大人來講是一件相當頭痛的事情，但沒有想到，剛出生幾周的寶寶也會長暗瘡！嬌嫩皮膚上忽然出現一粒粒礙眼的紅點，父母一定很想為寶寶清除掉，或塗藥膏，或親自動手，但兒科專科醫生千叮萬囑，父母萬不可亂來，看看他是怎麼說的！

嬰兒痤瘡或與真菌有關

兒科專科醫生伍永強表示，新生嬰兒痤瘡，俗稱「暗瘡」、「BB青春痘」，一般在寶寶出生後2至3周出現，也有可能在6至7周出現，到3至4個月自行恢復。關於新生嬰兒痤瘡的成因有不同的說法，一種說法是由於媽咪的胎盤含有包括孕酮等不同激素，待寶寶出生後，其體內荷爾蒙會發生轉變，於是皮膚像青春期一樣出現一粒粒的痤瘡。

而最新研究表示，新生兒痤瘡或和真菌有關。寶寶在胎中處於無菌狀態，待出生後皮膚表面便會附着一層細菌和真菌。馬拉色菌是其中一種真菌，若其數量增多，打破了皮膚的平衡，便有機會引起發炎反應，從而引起新生嬰兒痤瘡。待寶寶逐漸適應真菌環境，皮膚表面的真菌數趨於平衡，痤瘡亦會逐漸康復。

嬰兒痤瘡多不嚴重

新生嬰兒痤瘡和青春期痤瘡及成人痤瘡不同，不會出現白頭、黑頭、大粒紅腫的情況，主要是皮膚上出現一粒粒突出的紅點。新生嬰兒痤瘡大部份分佈在面部，包括兩頰、前額和眼眉邊緣，雖然鼻子、頭皮和身體亦會出現，但這些情況並不常見，而且一般不會引發痕癢和疼痛，該種痤瘡一般不會留疤。

長痤瘡需注意！

若寶寶長痤瘡，爸媽需要注意以下幾點：

拍照記錄：無法區分寶寶身上到底是痤瘡、濕疹還是過敏，父母可以拍照記錄紅疹的發展情況，並諮詢醫生。

不要亂塗產品：切勿在寶寶的痤瘡上塗抹過多的產品，例如草藥、成人暗瘡膏等，也不要亂進食，例如飲用金銀花水。由於寶寶的皮膚更薄更脆弱，這些含化學成份的產品有可能引發其他的副作用，包括全身敏感。亂塗產品可能引起的麻煩比新生兒痤瘡更大。

保持清潔：父母只需用清水為寶寶洗面，保持皮膚清潔即可。切勿用手觸摸擠壓，可能會造成細菌感染。

嚴重情況藥物處理：經醫生診斷後或會採用抗真菌的藥膏處理，但父母需嚴格遵循醫囑使用。

痤瘡、濕疹、過敏大不同

濕疹的發作和進展速度比較快，常一片地出現，特徵是非常痕癢，雖然初生嬰兒未會撓癢，但也會出現發脾氣、身體摩擦的情況；而痤瘡主要是出現一粒粒紅點，很少一大片地出現，亦不會令寶寶感到痕癢難受。至於過敏，如果是透過皮膚接觸引起的過敏，皮膚接觸的地方會出現泛紅，但離開致敏原一段時間後便應會改善；若是食物過敏，當停止進食該食物後，過敏情況也會逐漸緩解，而非如痤瘡一般長期停留在皮膚上。

BB皮膚護理有計

專家顧問：譚婉珊/兒科專科醫生

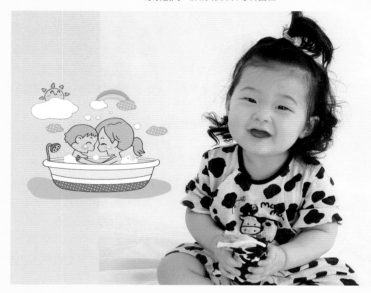

　　大人們會羨慕小寶寶的肌膚像雞蛋一樣嬌嫩，其實初生嬰兒的皮膚非常脆弱的，對來自外界的刺激很敏感，因此需要大人們的悉心呵護。本文由兒科醫生為各位家長講解寶寶皮膚護理的秘訣。

寶寶皮膚層較薄

　　兒科專科醫生譚婉珊表示，新生寶寶因抵抗力弱和皮膚層較薄、嬌嫩，難以適應氣溫轉變，因此容易出現各種皮膚疾病，例如紅疹、乾燥、破裂、瘙癢等。新手爸媽在照顧寶寶之際，需要注意以下幾點：

保持適宜的溫度及空氣流通

● 室內溫度維持在攝氏22至24度，並保持空氣流通。在這種溫度

下， 寶寶不用穿太多衣服，亦可以確保寶寶有充足的活動能力。

適當的衣着

- 衣着應與室內溫度相符，可以摸摸寶寶的體溫，如頸部和背部感覺和暖、沒有汗，便是適宜。如有汗，而且寶寶出現煩躁、哭鬧的情況，可以適當減量，並留意寶寶的體溫情況。
- 衣服質地盡量以棉質為主，尤其是內衣等直接接觸寶寶皮膚的衣物。因羊毛或含有尼龍成份的衣物容易引致皮膚敏感。如要穿着這類的禦寒衣物，應先穿着棉質內衣，並且在穿着後留意寶寶的皮膚反應，會否出現紅疹、痕癢或敏感等情況。

寶寶洗澡有妙法

- 洗澡的水溫也相當重要，應用溫度計量度，並用攝氏37至38度的水替寶寶洗澡。天氣冷的時候可加暖爐保持室內溫暖。
- 如天氣乾燥，或寶寶的皮膚偏乾，可選用沐浴油洗澡，洗澡後油份會保持在皮膚上，作為保濕屏障。洗澡後，應馬上塗上潤膚露或保濕乳液，避免肌膚的水份流失。

小兒如何滋潤身體

家長可多為寶寶塗抹成份簡單、有效鎖住水份的潤膚露或保濕乳液。寶寶的皮膚嬌嫩，尤其皺摺部位是濕疹常見的患處，容易出現糜爛、炎症或感染，如果感染嚴重，更可導致敗血症，所以不能馬虎。清洗（或洗澡）後塗抹潤膚露或保濕乳液，把潤膚露倒在手心裏推開，然後均勻地擦在寶寶的皺摺處或小屁股上。

小兒濕疹及尿布疹問題

尿布疹和濕疹都是寶寶常見的皮膚疾病，對於皮膚柔嫩的嬰幼兒來説，容易受到外界因素的干擾，當天氣轉變大的時候，都會刺激本來屏障功能較差的皮膚，形成濕疹復發。

為了避免這些皮膚症狀，需要做好預防措施。嬰幼兒的日常生活中，家長需要勤為寶寶塗抹潤膚露或保濕乳液，防止寶寶的肌膚水份流失；同時亦要勤換尿片，或者使用質量較好的尿片，可以避免尿液和糞便滋生細菌，對嬰幼兒的皮膚造成刺激。更可用隔離霜，在換尿片後厚厚塗在寶寶屁股上，防止大小便刺激皮膚。若情況持續或嚴重，便需要及早求診，看是否為真菌感染。

寶寶尿疹
告別紅屁股

專家顧問：陳善珩/兒科專科醫生

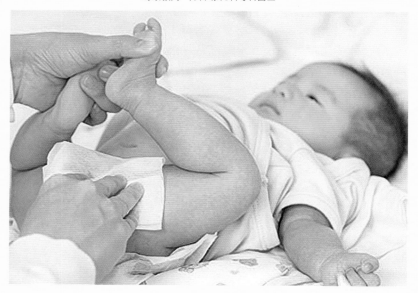

　　作為新手媽媽，最擔心又心痛的，必是寶寶的皮膚問題。其中尿疹是嬰幼兒常見的皮膚炎症，會導致幼兒包紙尿片的部位泛紅或出現紅點。以下由兒科專科醫生為各位家長詳細講解嬰幼兒尿疹問題，以及教大家如何正確處理和預防尿疹。

幼兒皮膚特性

　　幼兒的體質與大人不同，雖然汗腺數目與大人一樣，但是體溫調控還沒發育成熟。天氣熱的時候，大人可透過流汗來降低體溫，而寶寶的基礎體溫比大人體溫高，新陳代謝更為活躍，所以陳善珩醫生表示若寶寶流了很多汗，而父母這時候沒注意及未有立刻擦乾、清潔，便很容易會長疹。另外，幼兒皮膚僅有成人皮膚十分之一的厚度，容易因摩擦導致皮膚受損，因此不僅容易被

外來物所刺激，並容易摩擦受損，加上皮膚抵抗乾燥環境的能力也較差，如家長在照料上稍有疏漏，就會引起皮膚損傷，如過敏、紅腫等問題。

4大預防法及護理

以下由陳醫生建議4項預防方法：

❶ 經常為寶寶換片，保持臀部清潔及乾爽。

❷ 換片時，先用暖水清洗臀部，需要時可用肥皂或沐浴液洗淨黏着臀部的排泄物；盡量避免使用濕紙巾，以減少對嬰兒皮膚的刺激。

❸ 替嬰兒清潔臀部後，不要急於穿回尿片，可讓嬰兒臀部暴露於空氣中，待皮膚乾爽。家長亦可替嬰兒塗上一層薄薄的潤膚膏，阻隔排泄物接觸皮膚。

❹ 若皮膚有輕微紅損，於每次換片後，可使用具有阻隔作用的藥膏，如蘊含氧化鋅的護膚膏和凡士林，形成一層保護膜，以預防臀部再次出現尿疹。

3大誘發階段

要做好尿疹護理，家長可多留意寶寶最容易誘發尿疹出現的時期：

❶ **步入加固期：**當寶寶約9至12個月大時，他們會開始進食固體食物，令大便成份變得複雜，對皮膚刺激機會大增。

❷ **停止餵哺母乳期：**有研究發現，進食母乳的嬰兒，其糞便酸鹼度較低，且含較少產脲酶細菌；而當停止進食母乳，尿布疹發病率相對提升。

❸ **生病或潮濕天：**當寶寶腹瀉或正服用抗生素時，或當天氣較濕熱，或較長時間沒有換片，都更容易誘發尿布疹。

如何誘發尿疹出現？

幼兒皮膚既薄又敏感，陳善珩醫生表示幼兒尤其臀部的皮膚是非常幼嫩脆弱，對外來刺激抵抗力較弱。還在包尿布的寶寶，被尿布包覆的地方較悶熱，加上尿液或糞便對皮膚的刺激，很容易導致發炎，而造成尿疹。尿疹的徵狀起初為紅斑，接着便出現細小凸起的紅疹，多出現於穿着尿片的範圍，例如外陰、會陰、臀部、下腹部及大腿上等部位。患有尿疹的皮膚會顯得浮腫，摸上去會較平常熱。

蜂窩炎
敏感體質被蚊叮

專家顧問：李卓漢/兒科專科醫生

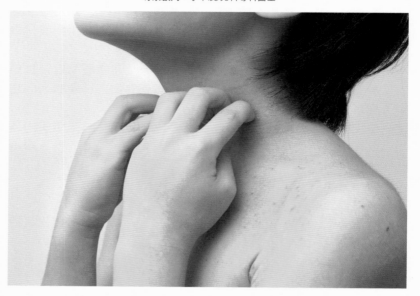

　　夏天時份，蚊蟲又再活躍起來。一般人被蚊叮後會紅腫痕癢，但若是體質敏感的孩子被蚊叮，他們的情況可能會較嚴重，有機會導致蜂窩炎，甚至要留院治療。

紅腫痕癢

　　兒科專科醫生李卓漢表示，某些人的體味及呼吸出來二氧化碳的濃度，以致他們較為容易被蚊叮。而嬰幼兒的防禦能力較弱，不懂得避開或把蚊驅趕，便更容易被蚊叮。

　　嬰幼兒被蚊叮後與成人被蚊叮後情況無異，被蚊叮的部位會出現敏感反應，先會變得紅腫，之後會感到痕癢，由於嬰幼兒不懂得處理，他們會抓癢，會顯得不耐煩，這都是一般嬰幼兒被蚊叮後的反應。但有些嬰幼兒體質較敏感，被蚊叮後反應會更加

大，被叮部位會出水泡、破裂，甚至發炎。

導致蜂窩炎

有些嬰幼兒屬於過敏性體質，被任何蚊叮蟲咬後，他們的反應會更加大，例如被叮的部位會出現水泡、膿破，然後會受細菌感染，最後引致發炎，甚至導致最嚴重的蜂窩炎。當嬰幼兒患上蜂窩炎時必須留院治療。倘若蚊叮的部位是關節位置，會導致該部位的血液不流通。若蚊叮部位是在手掌或腳掌，會導致手掌及腳掌腫起來，並會有硬實的感覺。

抗凝固物質反應

李醫生解釋，當我們被蚊叮後所出現的反應，純粹是我們對蚊叮後釋放出來的抗凝固反應。所以，可以在被蚊叮的部位塗上抗敏感藥膏，能夠令傷口感到涼快，然後在傷口蓋上衫褲或紗布，以防止孩子抓癢弄破傷口及水泡。

香港很多男孩都患有六磷酸去氫酵素缺乏症，俗稱G6PD缺乏症，當他們被蚊叮後，家長必須小心為他們選擇適合的藥膏，含氧化物的話，會影響他們身體健康。

以清水降溫

當嬰幼兒被蚊叮後，為他們塗上適合的藥膏前，可以先用偏凍的清水為他們浸洗被叮部位，幫助他們的傷口降溫。把傷口降溫有助把敏感的過程延緩及減少，之後在該部位塗上適合的藥膏。最重要的是避免把傷口抓破而引致發炎，特別是傷口長出水泡便更加應該注意，導致發炎的話，有機會受感染而引致蜂窩炎。

服用抗生素

李醫生表示，如果情況嚴重的話，醫生有機會處方口服抗敏感藥或抗生素給孩子服用，藉以減輕發炎程度。曾經有極端嚴重的情況，醫生甚至處方類固醇及具殺菌功效的藥膏給孩子使用。

可能2至3天後才病發

有些孩子被蚊叮後未必會即時紅腫痕癢，可能2、3天後才會感到痕癢。家長應留意孩子有沒有抓破傷口及在患處長出水泡，避免傷口受感染而發炎。

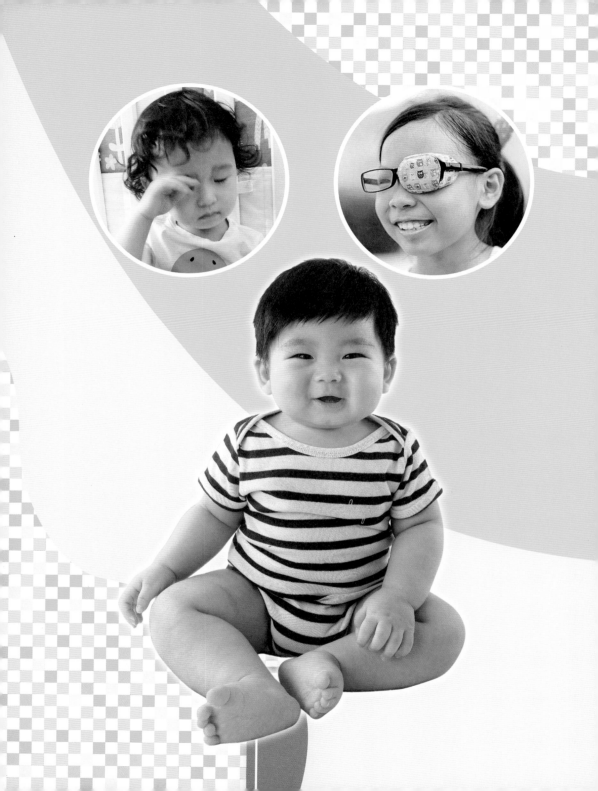

Part 4

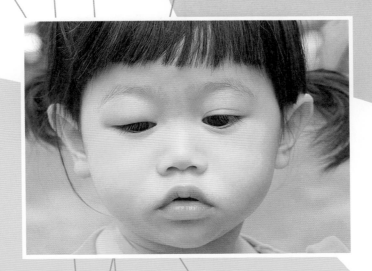

眼 科

寶寶年紀雖小，但眼患仍然不可忽視，
白內障、深近視、斜視等一樣會出現，
父母必須嚴陣以待，不可小覷。
本章會請來眼科醫生逐一解答。

白內障
幼兒也會患上

專家顧問：湯文傑/眼科專科醫生

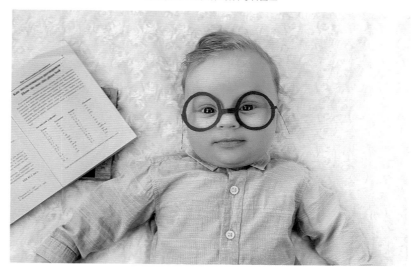

　　白內障並非只會發生在成人身上，即使是剛出生的嬰兒也有機會患上。導致孩子患上白內障的原因包括遺傳、眼睛受撞擊及婦女在懷孕期間受感染等。醫生會從多角度考慮孩子的病情，如果對視力構成很大影響，便會盡快為其施手術，避免影響孩子眼睛發育。

晶體變混濁

　　眼科專科醫生湯文傑表示，孩子的眼睛出現白內障，代表他們的眼睛內的晶體變得混濁，並影響其視力。孩子的白內障與成人的白內障不同，成人的白內障會在一個特定的時間做手術，但孩子方面，因為擔心白內障影響他們的視力，加上孩子正值視力發展的黃金時期，一旦發現他們患上白內障，便需要立即安排施手術，醫生亦會考慮孩子的白內障的成熟程度、形狀、位置，以

及是單一隻眼患上白內障，或是雙眼均患上等。

3大致病原因

導致孩子患上白內障主要受3個原因影響，值得家長參考，其部份成因可以避免的。

❶ **遺傳因素：** 受遺傳因素影響，嬰兒雙眼也患上白內障。倘若嬰兒的父母其中一方患上白內障，他們的發病率可以超過50%，屬於高風險一族。如嬰兒患上白內障，醫生也會替其父母進行檢查，了解嬰兒患白內障是否與遺傳有關。

❷ **孕婦受感染：** 孕婦於懷孕期間受病毒感染，例如梅毒、疱疹病毒等，並要服用高風險的藥物，如類固醇，便有機會導致嬰兒患上白內障。

❸ **眼睛受撞擊：** 孩子的眼睛受撞擊，出現單眼性的白內障，不過因此而患上白內障的機會非常罕見。

無法挽回視力

嬰兒從出生開始，其視力正逐步發展，他們除了發展視力，同時也處於立體感發展的關鍵期。視覺的發展要配合腦部的發展，才可以維持正常的視力。所以，如果先天性的白內障沒有及早得到適當的治療，延誤醫治，在嬰兒足月時才處理，便可能已經無法挽回，孩子的視力便會受影響。

近似成人手術

湯文傑醫生說孩子的白內障手術與成人所做的白內障手術差不多，但由於孩子會比較緊張及未必能合作，所以會採用全身麻醉的方式。醫生使用儀器吸走孩子的白內障晶體，而成人的則會用能量震碎白內障才將它吸走。由於術後避免孩子的眼睛出現發炎的情況，醫生會一併為他們切除部份玻璃體，減低發炎風險。

6至8周可做手術

當孩子患上白內障時，醫生會視乎眼睛的情況，才考慮何時為其做手術，由於嬰兒剛出生時眼球尚未發育完整，所以不會立即施手術，即使是先天性白內障，醫生也會把手術時間推遲，待嬰兒大約6至8周大，便可以為其施手術。

深近視
或致嚴重眼疾

專家顧問：湯文傑/眼科專科醫生

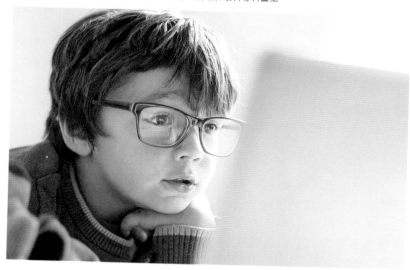

　　香港為全球近視發生率最高的地方之一，超過50%的在學兒童患有近視。由於深近視在孩子長大後有機會引起嚴重的眼疾，為保護孩子眼部健康，有研究利用AI（人工智能）軟件預測近視度數變化，有助眼科醫生及早制訂預防及控制方案。

深近視增患眼疾風險

　　眼科專科醫生湯文傑表示，7歲的小朋友應是平光，越年輕患上近視，又或每年近視度數的增幅越大，意味深近視（600度以上）及患上嚴重眼疾的機會可能更高。深近視並沒有特定的開始和穩定年齡，深近視進展很快，往往伴隨不同眼疾風險，例如白內障、青光眼、視網膜脫離、眼底病變等，嚴重更有機會致盲。

「20-20-20」規則

現時學童長期對着電腦或電子產品於網上上課，亦多留在家中減少外出「避炎」。湯文傑醫生續指，近日為學童覆診時，發現不少個案近視加深得很快，有人3個月內加深了100度。故此，家長一旦發現子女的視力出現問題，便應及早帶他們接受眼科檢查。

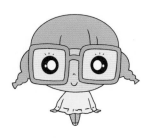

湯文傑醫生表示，當然預防勝於治療，家長除要規範孩子使用電子產品時間外，亦要提醒他們遵循「20-20-20」規則，即每20分鐘便休息20秒，以及觀看20呎遠的地方，讓眼球放鬆；並要保持足夠的戶外活動，有助減慢近視的形成。

AI近視預測準確率達80%

2018年11月國際醫學雜誌《PLoS Medicine》發表了以AI軟件預測近視的重大研究，已為超過12萬名青少年進行驗證，預測準確率高達80%以上。

該AI軟件為近視學童驗眼後輸入視力數據，對比一年間的視力狀況；加上詳細網上問卷，例如父母是否患有深近視、孩子生活習慣等，便能從種種數據資料，預測未來3年的近視度數變化及高近視風險。有些小朋友在近視已達200、300度時才第一次看眼科醫生，錯過了控制近視的黃金期。如果一早在近視未深時，已利用AI軟件作出預測，及早制訂個人化防控方案，便可減慢近視加深速度。

眼藥水減慢近視加深速度

要減慢兒童近視加深，其中眼科醫生採用的第一線藥物阿托品眼藥水是一個安全及有效的方法之一，這類眼藥水大多是即棄型，不含防腐劑，不會刺激眼睛，引起發炎，或角膜及黏膜局部中毒。本港大學一項研究證實，低濃度的眼藥水有效減慢學童近視加深速度接近七成。另外亦有以光學方法減慢近視，如俗稱的「ok鏡」的矯視鏡和「多區正向光學離焦」（DIMS）。不同的矯視方法都有其利弊，家長可按孩子的情況向眼科醫生查詢，選擇適合他們的治療方法。

過度眨眼
6大原因

專家顧問：湯文傑/眼科專科醫生

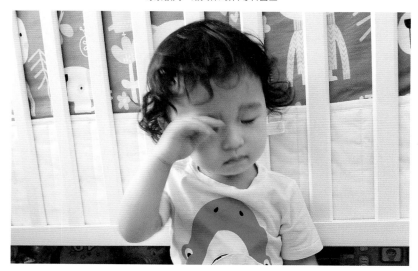

　　眨眼本屬正常事，但是過度眨眼，便要了解是否出現甚麼毛病了。導致孩子出現過度眨眼的原因有6個，包括抽動症、近視眼、眼瞼炎、眼睛疲勞、眼睛乾澀及過敏。家長千萬別太緊張，只要細心觀察，找出原因，然後配合正確的治療方法，便可改善。

6大原因致過度眨眼

　　每個人每天都會眨眼，但眨眼過度也是一種毛病。如果孩子眨眼速率超過每分鐘14次或以上，甚至達每分鐘17次，醫生便認為孩子過度眨眼。導致孩子過度眨眼有以下6個原因：

❶ **抽動症**：肌肉引起的痙攣稱為抽動，這些動作是非自願的，無法控制。有些孩子因面部痙攣而導致過度眨眼，這種情況在兒童時期更為常見，顯著的病理生理因素，包括焦慮或恐懼和藥物

的副作用，都有可能引發抽搐的「慢性運動障礙」。

　　另一原因，可能是圖雷特綜合症，通常在3至10歲孩子身上發生。雖然這種情況隨着時間會自然痊癒，但也建議家長徵求醫生的意見；強迫症也會引起不自主的抽動和眨眼。

❷ **近視眼**：近視是指只能看到附近物體的一種情況。這些孩子因為眼睛流淚、頭痛、視力模糊，而出現過度眨眼的情況。

❸ **眼瞼炎**：主要原因是受了刺激，出現灼熱、發紅、眼瞼腫脹、痕癢及壓痛。只要多清潔面部，並溫敷眼睛便可。

❹ **眼睛疲勞**：最常見原因是眼睛疲勞，當孩子長時間看電視和使用電腦，或是使用其他電子產品，便會出現因眼睛疲勞所帶來的問題，包括眼睛紅腫、眼睛水汪汪、頭部和背部疼痛，在嚴重情況下甚至視力模糊。家長必須對孩子多加關注，避免他們在昏暗的燈光下閱讀及觀看電視，以免影響視力。

❺ **眼睛乾澀**：乾燥可能令孩子出現過度眨眼，持續地眨眼可能會令孩子感覺舒服一點，這樣是他們重新補水的方式。如果孩子正在直接吹着風扇，他們也可能出現過度眨眼的情況，使用人造淚滴會有助於改善這樣的情況。另外，加濕器亦有助紓緩乾眼症。

❻ **過敏**：眼睛過敏也會導致過度眨眼，如果持續眨眼伴隨刺激、痕癢或發紅，那麼在大多數情況下，這是由不同的致敏原所影響。

改善4大法

❶ **多讚美孩子**：最重要讓孩子能夠放鬆，確保他們有自信，家長不要給予孩子壓力，讓他們承受緊張的情緒。

❷ **追蹤眨眼發生的時間**：家長可以低調地記錄孩子在甚麼時候出現過度眨眼，以及他們出現過度眨眼前後所遇到的事情。

❸ **低調注視**：別讓孩子知道家長正在留意他們過度眨眼的情況，盡量不要盯着他們或作出批評，否則只會令情況更糟。

❹ **積極面對**：如果孩子患有此症，周邊人應盡量用積極的態度面對，避免談論此事。若孩子無意間談論此事，大家應該以輕鬆、積極及樂觀的態度，說一些鼓勵性的說話，減低他們的焦慮。

兒童斜視
要及時糾正

專家顧問：黃禮文/眼科專科醫生

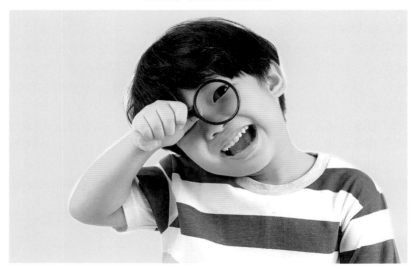

　　當發現孩子注視的方向並不一致時，他們有可能是患上斜視，俗稱「鬥雞眼」或「射喱眼」。斜視在兒童身上是很普遍的，大概有百分之四的兒童會受斜視影響，若不及時糾正，會嚴重影響兒童的視力發展。以下由眼科專科醫生為大家詳細講解。

治療黃金期

　　黃禮文醫生表示，斜視眼除了影響外觀，也會使孩子喪失「立體視像」，這主要是由於腦部對斜視眼所接收的影像信息加以抑制。若斜視眼發生在嬰兒或兒童時期而沒有及時處理，可能會導致弱視眼，俗稱「懶惰眼」。黃醫生表示形成弱視眼的成因，是因為大腦只注視到正常眼睛而來的畫像，而忽略了偏離的眼睛。若懶惰眼在8歲前得不到適當治療，通常就會變成永久性，

而喪失的視力亦不能靠戴眼鏡來矯正。而較年長的孩子患有斜視眼或會形成多重影像，亦有可能會感到眼睛疲勞和頭痛，某些或會出現側頭情況，避免重影。

糾正斜視3大法

黃醫生表示，斜視越早得到適當的治療，視力影響越少，特別是在幼兒階段，故家長需留意以下3個方法：

方法1：若斜視是由屈光不正導致而成，為孩子佩戴合適的眼鏡，便可改善斜視。

方法2：若發現孩子同時患有弱視，他們便需要接受遮眼治療，限制使用好眼睛，從而迫使他們使用「懶惰」眼睛。每天的遮眼時間及療程之長短，需取決於孩子的年紀和弱視的嚴重性，當視力得以糾正或再沒有進一步的改善時，療程便會終止。

方法3：若發現斜視是由其他眼疾如小兒先天性白內障所導致時，必先要治癒此眼疾，才可動任何斜視手術。斜視手術不但可糾正斜視的外觀，更重要可幫助恢復雙眼的立體視像，改善視覺質量。而應於何時動手術，則取決於斜視的類型和嚴重程度。

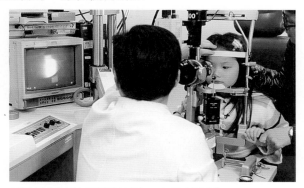

眼科醫生會為孩子進行不同的測試和檢查，以查看導致斜視的成因。

何謂斜視？

斜視是指當一隻眼睛注視目標時，另一隻眼睛卻偏離目標轉往另一個方向，眼睛可能是向內、向外、向上或向下傾移。黃禮文醫生表示，一般眼科醫生會為孩子進行不同的測試和檢查，以評估他們的視力、量度斜視度數，判斷他們的斜視屬間歇型或持續型，更會利用特殊的棱鏡以測量斜視量。斜視的對照也將被記錄下來，看看孩子能否自行對齊眼睛。黃醫生建議若斜視屬持續性，則應盡快去找眼科醫生作檢查。除此之外，醫生還會為孩子進行詳盡的眼部檢查，以查看他們是否有任何導致斜視的眼疾，如白內障、先天性視網膜問題等，任何屈光不正也會被評估出來。

紅眼症
眼睛又紅又癢

專家顧問：黃禮文/眼科專科醫生

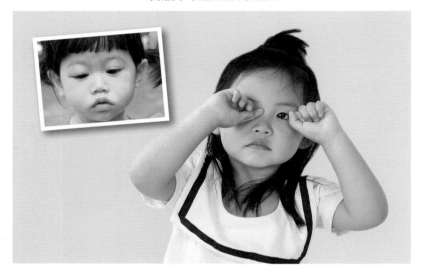

　　孩子最近有沒有突然不停揉眼睛？眼白部份更佈滿很多紅血絲？而他們的眼膠特別多，還會無故流眼淚？那麼孩子有可能患上結膜炎。以下，眼科專科醫生會為大家詳細講解結膜炎，如果家長發現小朋友有這些症狀，便要多加注意。

結膜炎病徵

　　結膜炎可分為傳染性或過敏性兩大類，黃禮文醫生表示兩者的臨床症狀十分相似。傳染性結膜炎的主要特徵為受感染眼睛會流出黏稠的白色或黃色分泌物，通常其中一隻眼睛出現病徵，多為傳染性結膜炎。而過敏性結膜炎的分泌物則較稀薄，一般雙眼都會受到影響。其他普遍病徵包括流眼水、異物感、痕癢、疼痛、眼睛紅腫、睡後眼皮被黏住，還有畏光。而治療方式要視乎小朋友患上哪類結膜炎而決定。

傳染性vs過敏性

結膜炎是造成眼睛紅癢最常見的原因，但傳染性及過敏性結膜炎的傳播途徑都有所不同，以下繼續由黃醫生作講解：

- **傳染性結膜炎：**由感染病毒或細菌引起，傳染性高，其眼睛會持續釋出分泌物，那些分泌物具有傳染性。如果孩子接觸患者眼睛或上呼吸道分泌物，或透過受污染的手指、衣服和其他物品均可致病。患者正常待1至4星期便會痊癒。
- **過敏性結膜炎：**患有其他過敏病的孩子會較易患上過敏性結膜炎，當中病徵包括流鼻涕、打噴嚏、眼睛發癢和流淚，導致小朋友會時常搓眼睛。不過過敏性結膜炎是不具傳染性的。而由於多為接觸到過敏原引起，如塵蟎、花粉、動物毛髮、空氣污染物等，家長需找出導致過敏性結膜炎的致敏原，並加以處理。

預防5大法

傳染性結膜炎是一種高傳染性的疾病，能廣泛傳播。黃醫生指預防結膜炎的最有效方法，便是保持良好的個人衛生，以及注意以下5個預防方法：

❶ 經常保持雙手清潔，尤其在觸摸口、鼻或眼之前，觸摸扶手或門把等公共設施後，或當手被呼吸道分泌物污染時，如咳嗽或打噴嚏後。

❷ 洗手時應以梘液和清水清潔雙手，搓手最少20秒。如手沒有明顯污垢時，可使用含70至80%的酒精搓手液潔淨雙手。

❸ 避免用手觸摸眼睛。

❹ 不要與別人共用個人物品，如毛巾、枕頭、眼藥水和其他可能接觸眼睛的用品。

❺ 受感染的小朋友在痊癒前不應上學或游泳，應留在家中以防傳染他人。

甚麼是結膜炎？

黃禮文醫生表示，結膜炎是一種常見的眼部感染，5歲以下的孩子尤其容易受到感染。結膜炎是指蓋眼瞼內側及眼球白色部份的透明膜發炎。當中的傳染性急性結膜炎，又俗稱為「紅眼症」，因為眼睛看起來帶粉紅或紅。

眼敏感
屬敏感症

專家顧問：高震宇/眼科專科醫生

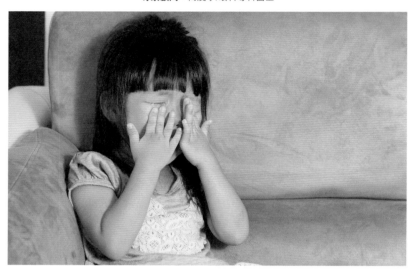

　　除為人熟悉的鼻敏感外，原來還有眼敏感！眼睛痕癢、眼乾、流眼水、紅腫，甚至痛楚等都是眼敏感症狀，而濕疹、鼻敏感、哮喘病患者，以及有過敏家族史人士等，均是患上眼敏感的高危一族，家長要特別留意小朋友的過敏情況，及早防備。以下由眼科專科醫生為大家作詳細講解。

孩子經常捽眼

　　小朋友有時會擠媚弄眼或捽眼，有可能是因為看事物看不清，而捽眼便能看清等行為上的習慣。但這同時亦可以是眼睛不適而發出的信號。高震宇醫生表示，香港小朋友最常捽眼的原因是因為眼敏感，有數據指出擁有過敏體質的香港人，即指患有濕疹、哮喘的，約有70%患者曾出現眼敏感。而有30%的人普遍有眼敏感的情況，尤其是小朋友更是常見，在香港每6個小童中，就

有1人是患眼敏感。

何謂眼敏感？

　　眼敏感即敏感性結膜炎，屬敏感症之一，是由致敏原引起，令眼睛的最表層，即結膜出現過敏反應。由於兒童的免疫系統較弱，較易有敏感反應，相對中年或老年人，較容易受眼敏感困擾。眼睛痕癢是眼敏感症狀。高醫生指最常引起兒童眼敏感的元凶為塵蟎，例如被套床單、枕頭袋、窗簾、地毯及毛公仔等都是塵蟎的溫床。其他常見致敏原包括污濁空氣，在空氣污染指數高的日子，眼敏感也較易發作。

影響可大可小

　　有很多人都不知道自己是患有眼敏感，只是每當感到眼睛痕癢時，便會不停捽眼。家長可能以為小朋友經常捽眼，是個很小的問題，而容易忽略了眼敏感的潛在危險，有機會因而對小朋友將來視力發展有負面影響。由於小朋友總愛四處玩，手部會有細菌，而捽眼時會將細菌帶入眼睛，有機會引發結膜炎，長期捽眼更有機會損壞角膜組織，令視力受損。因此，從小到大，每當捽眼時，爸爸媽媽便會說「再捽眼，就會盲」，其實此說也不是不無道理。

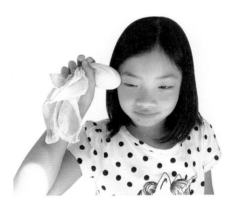

當眼睛痕癢時，可用凍的濕毛巾冷敷10至15分鐘，有助紓緩痕癢。

處理眼敏感

　　小朋友雙眼痕癢的原因，大多與眼敏感有關，故可先用簡單的方法處理，那就是當眼睛痕癢時，可用凍的濕毛巾冷敷10至15分鐘，有助紓緩痕癢；亦可使用不含防腐劑的人工淚液，滋潤眼睛和沖走眼內致敏物質。如情況沒有明顯改善，那麼便需要使用滴抗敏眼藥水。

生眼挑針
處理要妥當

專家顧問：陳頌恩/眼科專科醫生

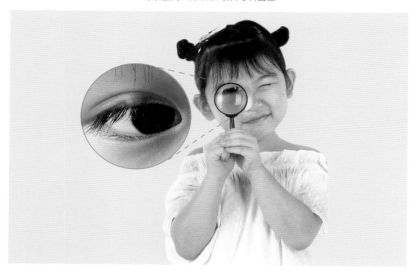

　　忽然發現孩子生了眼瘡，父母常笑言不知他們是否偷看了甚麼呢？其實眼瘡是常見的小兒疾病，雖然此症很常見，但如處理不當或忽視，影響會很深遠。以下將由眼科專科醫生為大家詳細講解，並解釋孩子生眼瘡會有何治療方法。

熱敷加快痊癒

　　陳頌恩醫生表示眼瘡初起，患者可採取「自救」，若只有一細白點的眼瘡，可先採用熱敷解決，家長可以將煮熟的連殼雞蛋，用毛巾包住，再於眼瘡附近位置滾動，令藏在眼皮內的膿，變得更液態化，同時增加血液循環，令白血球可以將液態的油脂排走。但陳醫生建議這方法要勤力做，每天進行4至5次，每次共持續熱敷2小時，但雞蛋溫度切忌過熱，只要暖身即可；而雞蛋變涼時便需更換，約2星期左右，患者便可自行痊癒。

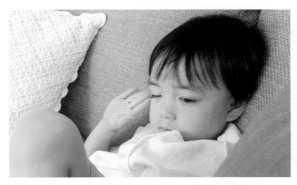
揉眼有機會把髒物帶進眼睛，增加油脂腺發炎的機會。

需及時處理

不少家長誤會眼瘡化濃，會如暗瘡般自然痊癒。陳醫生強調生眼瘡不能輕視，不及時治療可能會影響視力。而病菌也有機會穿越眼瞼膈膜向後感染到眼眶，演變成眼眶蜂窩性組織炎，最壞情況是有機會進一步感染大腦，甚至全身而致命。若熱敷無法解決，這種情況下，陳醫生建立患者需立刻求醫，而醫生會處方含抗生素的消炎眼藥膏，或再加抗生素口服藥物治療。

眼瘡常復發？

眼瘡最令人「頭痛」的地方，便是會經常復發，陳醫生表示如復發次數頻密，熱敷和用藥也未能治癒的話，便有機會需要由醫生動手術，把眼瘡割除。他指出，如是小朋友進行手術，最好是全身麻醉，而手術則在數分鐘內便完成割除。患者可選擇在眼皮內進行眼瘡割除手術，令疤痕藏在眼皮，使疤痕不會從外觀上看到。不過孩子想避免生眼瘡，還是要記得保持個人衛生，切勿揉眼。

眼瘡怎樣形成？

眼瘡俗稱眼挑針，是最常見眼科疾病之一。陳頌恩醫生表示，由於眼皮上有50多條油脂腺用作分泌油脂，以及預防淚水揮發，因此當患者新陳代謝快，以致油脂分泌過盛時，油脂腺毛孔便會堵塞發炎，眼皮位置會變得紅腫，好像面部生暗瘡般，形成一粒眼瘡。而任何年齡的人都有機會生眼瘡，但以幼童最為高危。因為他們的衛生意識較差，常在揉眼前沒有洗手，或因眼睛感到不適而揉眼，這樣很容易造成毛孔堵塞出現眼瘡。

眼睛問題
3個逐個解

專家顧問：劉凱珊/眼科專科醫生

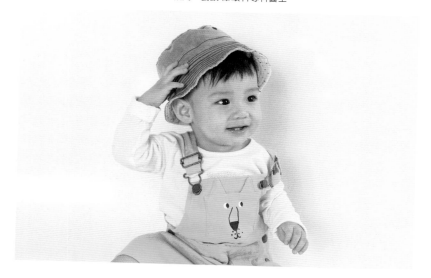

近年因疫情停課，不只大人，連小朋友也習慣「宅」在家，而且用視像上課、娛樂。但這個習慣會對小朋友的眼睛造成長遠影響，眼科醫生發現，近年有3種兒童眼科問題有惡化趨勢，家長要多加留意！

近視問題惡化

近視現在極為普遍，一項研究顯示，香港6歲兒童每10個便有1個患近視，進入小學後更有快速惡化的趨勢。劉凱珊醫生指，近來發現兒童近視深得比以前快，患上近視的兒童年齡也下降到4至5歲，有近視年輕化的趨勢。她指可能因疫情，兒童的娛樂和學習都轉用電子產品，電視、電腦等發光熒幕和長時間看近景，都會使近視惡化。

劉醫生稱，兒童應進行適量戶外活動，曬太陽有助減輕近視

惡化的速度。同時，由於兒童未必能察覺自己近視，家長可定期檢查子女視力，例如對比自己和子女看遠景的清晰度，謹記單眼測試。

「20、20、20法則」護眼

現在防藍光鏡片十分盛行，很多家長聽說電子熒幕發出的藍光會傷眼，又覺得難以避免子女使用電子用品，於是為子女配防藍光的眼鏡。到底這可以減輕近視問題嗎？劉醫生表示，藍光和近視沒有直接關聯，防藍光鏡片只能減低疲勞，並不能防止近視惡化，看電子產品或讀書之所以傷眼，是因為此時的眨眼次數會減少，淚腺滋潤角膜的次數減少，便會容易造成眼睛疲勞，主要原因並不是因為藍光。要防止近視惡化，劉醫生建議家長教導兒童學習「20、20、20法則」，望電子產品20分鐘，停20秒，然後望20米外的遠景。一般兒童的眼水應該足夠，所以不建議使用坊間的眼藥水，以免使用了含類固醇或其他有害成份的眼藥水。

作息亂令斜視惡化

劉醫生發現第二個惡化眼部的問題是斜視。她表示香港很多兒童其實有斜視的傾向，這是由於中國人很多有近視，有時會有一種間歇性外斜的情況。間歇性外斜是指眼睛大部份時間是直視，但疲倦的時候視線會斜開，像心神彷彿、遊魂的狀態。她續指最近發現兒童控制斜視的情況變差，可能因為最近不用上學，孩子的作息變得混亂，晚上不肯睡覺，導致生理時鐘錯亂，人會較疲倦，控制斜視也會變差。

消毒劑或致敏感性結膜炎

由於兒童的免疫系統未發育完成，容易有敏感反應，加上疫情的緣故，很多家庭大量使用清潔消毒劑，有些兒童可能對這些消毒產品出現敏感反應，會令他們眨眼、揉眼、眼紅、痕癢、刺痛等，這些都是患上敏感性結膜炎的徵狀。如果發現兒童有敏感性結膜炎，醫生通常會幫忙找出過敏原，因為只用敏感藥而繼續接觸這些過敏原難以改善病情。若然發現兒童對這些消毒劑過敏，醫生建議家長可嘗試在使用這些產品後，再用清水抹一次，減低產品對兒童眼睛的影響。

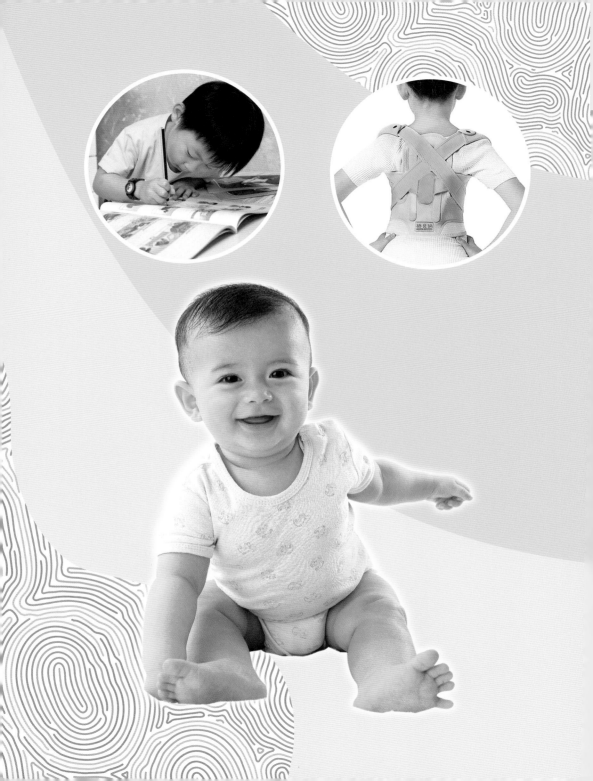

Part 5

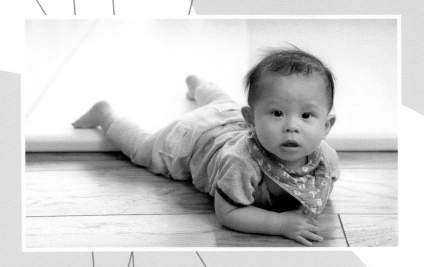

脊骨神經科

寶寶O形腳有沒有問題？高低肩有甚麼影響？
過早學坐好嗎？這些問題，都會影響寶寶生長發展。
本章有脊骨神經科醫生為父母解答寶寶這些問題。

O型腳
嬰兒時期正常？

專家顧問：梁啓彥／脊骨神經科醫生

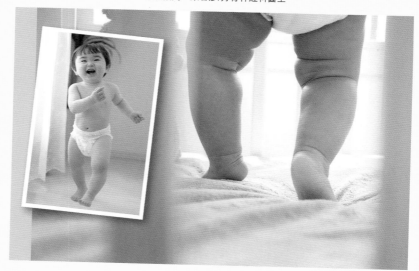

　　在小朋友身上，我們不時都會看到他們出現O型腳的現象，部份人認為在嬰幼兒身上出現這種問題，家長毋須擔憂，事實上又是否如此？究竟O型腳會對孩子造成甚麼負面影響？父母可如何為孩子改善情況？以下由脊骨神經科醫生為我們講解。

O型腳 檢查3大步驟

　　O型腳指的是腳部有膝內翻，並且小腿肌肉向內曲的現象，腳部呈現弓字。患上O型腳的孩子可能會有外八字腳的情況，他們較常使用腳部外側，因膝蓋關節的推力不一。梁啓彥醫生建議要判斷孩子是否患上O型腳，家長可參考以下檢查步驟：

Step 1. 放鬆雙腳站立。

Step 2. 觀察兩膝之間是否有空間。

Step 3. 如有空間，代表孩子患有O型腳。

O型腳 3個成因

梁醫生表示，O型腳主要3個成因，包括營養不良、姿勢不良及太早學行：

① **營養不良**：導致他們缺乏鈣質或磷質，關節沒法好好發育。

② **姿勢不良**：有可能導致他們的關節變形，造成O型腳。

③ **過早學行**：孩子的關節及骨骼於1歲前密度不足，如果此時讓孩子練習如何站立，以及開始走路，容易令他們過軟的關節變形。這更會令孩子形成姿勢不良，當他們習慣在該姿勢下用力，兩邊支撐的肌肉會失去平衡。事實上，人體的每個關節都會互相影響，因此也有可能影響身體上其他部位。

O型腳 4大影響

O型腳並不只是外觀問題，更會導致不少負面影響：

① 運動及步行時容易覺得疲累。

② 下半身肥胖。

③ 腳部變形導致關節變形，從而影響其他部位的關節。

④ 韌帶容易向內旋。

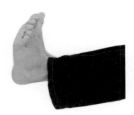

活動腳尖，可改善O型腳。

嬰幼兒時期常見

對於嬰兒時期出現的O型腳，梁啓彥醫生表示，由於孩子尚未開始發育，因此他們大部份的腳型都是偏向O字型。這是因為在發育前，孩子的腳部關節天生較軟，關節尚未成形，O型的腳部是相當常見，所以家長不用過份擔心。

點改善O型腳？

梁醫生表示，O型腳可以用穿鞋墊來改善，如對日常生活有較大影響，可利用手術改善情況。此外，在日常生活中，以下5個簡單動作亦有助改善O型腳：

① 坐下時活動腳尖，可向前及向後。

② 拉直兩邊大腿，並在中間放入自己的拳頭，之後夾緊。

③ 以正確坐姿坐下。

④ 避免盤腿而坐。

⑤ 避免蹺腳，因會影響盆骨發展。

長短腳
影響身體關節

專家顧問：梁啓彥/脊骨神經科醫生

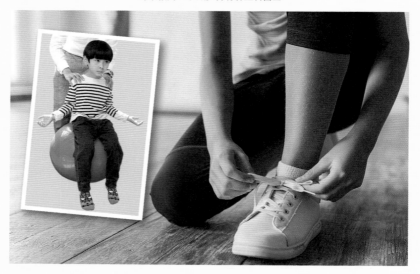

　　長短腳是指兩腿的長度不一，對孩子的身體造成不良影響。事實上，長短腳不只影響腳部，更會影響孩子的其他關節，後果可大可小。但怎樣為之長短腳，又可如何紓緩徵狀？以下由脊骨神經科醫生為我們詳細分析。

長短腳兩大類

　　梁啓彥醫生表示，長短腳可分為兩大類，分別是結構性長短腳及功能性長短腳，主要是其成因不同：

❶ 結構性長短腳

定義：兩邊腳的長度不一。

成因：先天兩邊腳長度不一、後天因骨折開刀等因素影響，或成長過程中，兩邊腳長高的速度不一。

❷ 功能性長短腳

定義： 兩腳一樣長度，但功能及外觀上有如長短腳。

成因： 由於姿勢不良而令兩邊的活動幅度及肌肉的鬆緊程度不同。

姿勢不良長短不一

功能性長短腳主要由姿勢不良所引起，睡姿、坐姿及走路姿勢都會影響着我們的足部，梁醫生表示，以下為5個在日常生活中需要注意的事項：

❶ 坐直站直不要蹺腳

❷ 不要把物件放於後褲袋中

❸ 站立時，切忌以三七腳的站姿站立

❹ 不要拖着腳掌走路

❺ 不要進行只使用一邊身體的運動

留意日常姿勢

想知道孩子有沒有長短腳問題？梁醫生表示，家長可透過以下方式觀察孩子雙腳：

❶ **行路姿勢：** 會否偏向其中一邊，有長短腳的人習慣以較長一邊先行，較長的一邊較明顯突出。

❷ **皮帶方向：** 由於較長的一腳會稍為更偏向下方一點，因此皮帶可能呈不對稱狀態。

❸ **躺下距離：** 躺下後屈曲雙腳，把左右兩邊腳部對齊，留意有沒有一邊較長。

❹ **屁股對稱：** 站直後留意屁股兩邊有沒有高低不平衡，由於長短腳可能令腰部及盆骨不平衡，因而出現此現象。

❺ **及時求醫：** 若有懷疑應及時求醫，由醫生為孩子作出檢查。

紓緩治療 平衡為主

梁醫生表示，高低腳常見的治療方式會先為患者以X光掃描，查找成因，然後再對症下藥，以下為主要的治療及紓緩方式：

❶ 於腳蹲加上足跟墊，使兩邊施力較為平衡。

❷ 強化軟骨組織，改善長短腳差異。

❸ 於短腳方墊上鞋墊，以平衡兩邊力量，減少磨損。

❹ 以物理治療改善。

高低肩
影響發育

專家顧問：汪家智 /脊骨神經科醫生

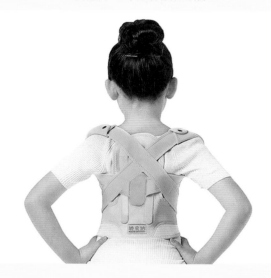

　　很多家長誤以為高低肩只出現在年齡較長的孩子身上，事實上，在孩子2歲大時已經有機會出現高低肩的問題。家長別小覷高低肩對孩子帶來的影響，長遠來說，除了令孩子感到肩膊疼痛，更會影響他們整體發育。

2歲已有高低肩

　　註冊脊醫汪家智表示，「高低肩」是指從一個人的背面或正面觀察，可以看到他左右兩肩其中一肩較另一肩高，這便可以稱為高低肩。

　　他認為，很多家長以為孩子到小學階段，因為常要背着沉重的書包才有機會出現高低肩。事實上，當孩子懂得走路、站立，大約2歲，家長已經有機會看到孩子出現高低肩的問題。所以，家長必須細心觀察孩子的情況。

與骨骼結構有關

　　導致高低肩的原因，主要是與骨骼結構有關，其中一邊肩膊骨高了，它的形成多與寒背有關。孩子整天寒背寫字及讀書，慢慢身體便會出現不平衡的現象，肌肉及骨骼會出現不平衡，便會導致左肩高於右肩的情況。而年齡較大的孩子，當他們發育時，因為脊柱側彎的問題，從背面看背部出現S字形便稱為脊柱側彎。脊柱側彎導致不平衡的骨架，便會出現高低肩的問題。

找出原因免影響發育

　　如果孩子出現高低肩的情況或不平衡的肩膊，其肌肉長時間拉緊，便會令肩膊感到疲累，身體不想挺直。這樣的情況會影響神經線，有機會導致手部無力的情況出現。所以，家長必須找出導致孩子高低肩的原因。汪家智表示，人的身體必須左右要平衡，如果左右不平衡，分別太大，大於1厘米的，家長便需要正視，及早帶孩子求診治療。倘若家長忽視高低肩對孩子的影響，而不加以處理，後果可以很嚴重，會影響他們的發育，例如導致孩子出現寒背；出現脊柱側彎；骨骼出現問題，把神經線壓着，令到手部出現麻痺及無力，甚至影響孩子整個發育過程。

對症治療

　　治療高低肩並沒有黃金期，最重要是找出導致高低肩的原因，然後對症治療。

❶ 倘若是因為寒背而引起的高低肩，便需要治療寒背的問題，要先矯正寒背，才能改善高低肩。

❷ 若是因脊柱側彎導致高低肩的，便需要立即治療脊柱側彎，才可以改善高低肩。孩子大約10至12歲的時候，當處理了脊柱側彎的問題，高低肩的問題亦可以改善。

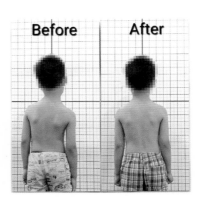

❸ 如果是肌肉問題導致高低肩，便可以用手法治療幫助肌肉放鬆，肌肉放鬆後，便可以改善高低肩問題。

寒背
影響心肺功能

專家顧問：李玨瞳 /脊骨神經科醫生

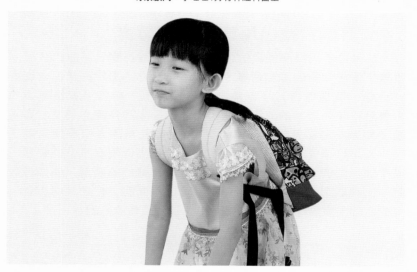

　　現時有不少學童對電子產品愛不釋手，近來有調查發現，學童出現「寒背」有低齡化現象，情況令人震驚。以下由脊骨神經科醫生為家長詳細講解孩子「寒背」除影響外觀外，還會帶來甚麼嚴重影響，以及若小朋友出現寒背情況，可以如何改善。

寒背2大成因

　　寒背的成因主要有2大因素，分別是姿勢不正確和肌力問題，以下由李玨瞳醫生為各位逐一講解，家長可留意自己的孩子會否出現以下情況：

❶ 姿勢不正確
- 長期維持胸椎後彎姿勢
- 座位過高、枱面太低
- 書包過重、背帶過鬆、書包過軟

- 長期打手機
- 長期彎腰臥坐沙發
- 伏在枱面看書或看電視、托頭望黑板上課
- 睡過高的枕頭

❷ 肌力問題
- 頸部或背部肌力弱
- 胸部肌肉緊張
- 欠缺運動

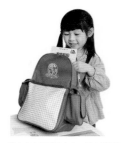

學生應每天執拾書包，避免帶不需要的物品回校，加重脊柱負擔。

改善寒背2方法

❶ 矯正坐姿： 由於大多數的寒背都是由於姿勢不正確所引起，所以大家首先要糾正姿勢，尤其是上課和做功課的坐姿。正確坐姿是應該坐着整張工作椅，腰部要貼着椅背挺直，耳朵、肩膊及髖關節成一直線，並定時留意自己頭頸及上背有否傾前。

❷ 多做運動： 保持姿勢要靠肌肉的耐力，必須由改善姿勢及提升肌肉的耐力做起。建議小朋友可以多做游泳、籃球、跳繩、足球等運動，因以雙側身體運動，對脊骨健康特別有幫助。而日常生活可以做簡單運動加強脊椎肌力，令脊椎得到保護。

影響日後發育

小朋友的寒背若不及時改善，會隨着發育而逐漸惡化，其中便是會增加日後出現腰背及頸椎痛症的機率。同時，李醫生還表示由於小朋友長期寒背，胸椎過份彎曲，使他們未能正常地支持身體，減低呼吸時胸部擴張的幅度，會令呼吸的效能減弱，影響心肺功能。因此，寒背對發育中的小朋友影響深遠，若過了成長期，發育成熟後，便較難改變。

測試寒背方法

測試第一步，是小朋友眼望前方，背部自然地貼牆。第二步，請家人將手伸進小朋友的腰與牆之間的空隙。如沒有寒背，腰與牆之間的空隙，只可讓一隻手掌穿過，頭、肩胛骨及臀部可輕易地貼着牆壁；然而假若有剩餘空隙，而頭部要用力向後壓才能貼着牆壁，即表示有寒背的情況。同時，家長也應留意孩子有否出現高低膊及高低盆骨的情況，如有以上問題，建議盡快找醫生作詳細檢查。

高低足弓
易扭傷腳

專家顧問：余錦儀 /脊骨神經科醫生

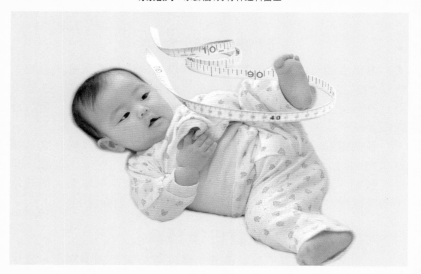

　　高低足弓指的是兩邊足弓的高度不同，可造成盆骨位置後移、肌肉痠痛等問題，對日常生活有不少影響。那麼為何孩子會出現高低足弓的問題，家長可如何發現，及後又該如何治療？以下由脊骨神經科醫生為我們詳細分析。

高低足弓4大成因

　　為何孩子會出現高低足弓的問題？以下由余錦儀醫生為我們說明4大成因：

❶ 患者可能受家族遺傳基因影響，先天已有高低足弓的問題。

❷ 病理原因包括神經系統的影響，也可能導致高低足弓。

❸ 如曾經受傷，也可能出現後遺症，影響孩子的足弓。

❹ 孩子的肌肉張力不足，小腿位置肌肉不平衡，也會令足弓的高度被影響。

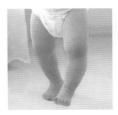
孩子可能出現O形腿。

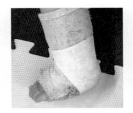
孩子的足部會變得容易扭傷。

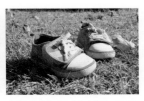
度身訂造的鞋子,有助改善孩子的高低足弓情況。

日常生活6大影響

　　余醫生表示,孩子患高低足弓的問題不可輕易忽視,因對孩子的日常生活,可以造成極大影響,以下由她為我們分析高低足弓對生活所造成的6大影響:

❶　足部內側及外側皆容易扭傷,因外側的韌帶被長時間拉長。

❷　腳部容易感到痠痛,因大腿外側的肌肉長期處於緊張狀態。

❸　腳趾呈抓狀,由於大腿內側肌肉較弱,足弓不平衡而令腳部扭曲,腳趾較難平衡打開。

❹　有較高足弓的腳長度較短,需要花較長時間踏上地面。

❺　由於外側大腿肌肉較緊,可能出現O形腿。

❻　下肢肌肉變得緊繃,盆骨向後傾,腰部長期拉直,令患者感到全身痠痛。

度身訂造 改善情況

　　在確診孩子有高低足弓的問題後,醫生會如何治療?余醫生表示一般醫生會依據孩子的足弓情況,為他們度身訂造一對鞋子,以支撐他們的足弓部份,為其足部分擔過份集中的壓力、改善壓力於足部分佈的狀況。另外,醫生也會利用不同的工具,為孩子伸展他們的小腿肌肉,包括一些復健運動,協助改善患者的情況。

磨損鞋面 容易起繭

　　家長可觀察小朋友的鞋底及表面,哪裏磨損得較多,如果外側有較多磨損,或是於後腳跟及前腳掌較容易起繭,也都是孩子可能患有高低足弓的表徵。此外,孩子走路時會出現不平衡的現象,會偏向一邊,或是不太穩定。如有發現,余醫生建議家長應立刻帶同孩子求診,盡早根治。

過早學坐
未必好事

專家顧問：林育賢/脊骨神經科醫生

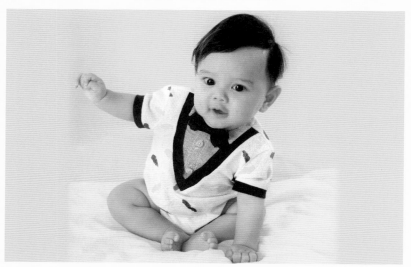

　　寶寶的成長各有自己的步伐。子女快人一步學會坐下、站立，甚至學行，不一定就是比較聰明的表現，也不代表長大後會有更好發展。有些父母甚或嘗試不同方法，使嬰兒早早學會坐起來。誠然，這些方法可算是揠苗助長，不利於嬰兒的體能發展。

「三翻、六坐、九扶籬」

　　一句包含傳統智慧的俗語：「三翻、六坐、九扶籬」，形容了嬰兒肢體動作發展的過程。意思指嬰兒約三個月大能夠轉身，六個月大會自己嘗試坐起來，到九個月大的時候，會扶着東西學行。這句話不無道理，嬰兒從翻身到坐起的動作是自然的肢體發展。通常嬰兒會先半躺坐着，慢慢身體會稍微向前傾，雙手撐在身體兩側，再坐起來。父母不適宜讓子女太早學坐，甚或用東西

圍着嬰兒四周，令他們長時間保持「坐着」姿態，這種做法實在不可取。

影響脊骨生理弧度

人體脊骨從側面看有三個弧度：頸椎及腰椎向前凸，胸椎向後凸。脊骨弧度是用作分散身體重量，把壓力平均分佈到每一節脊骨和椎間盤上。嬰兒過早學坐，很大可能影響脊骨弧度的正常發展，弊多於利。特別是六個月以下的嬰兒，骨骼還在發育，骨骼中所含的有機物較多，無機鹽相對較少，所以骨骼比較柔軟、彈性大、但容易變形。

嬰兒肌肉力量較弱

而且嬰兒的椎間盤比例上較厚，外面的韌帶較鬆，對於肌肉力量較弱的嬰兒，脊骨和背部肌肉皆未能支撐上身的重量。若父母太早訓練他們學坐，很容易對他們的骨骼形成壓迫，導致胸椎過於後凸、彎曲。長大後更有機會令脊骨錯位或形成駝背，對整個脊骨發育帶來不良影響。

忌用被子固定坐姿

嬰兒成長到六至七個月大，便踏入適宜學坐的月齡。父母不宜過份保護，例如用被子固定嬰兒坐姿，令他們可以依靠着坐起來。因為當嬰兒坐太久，累了、負荷不了的時候，他們會自己躺下休息。作為父母，在這個階段為孩子準備一個安全的學坐環境就足夠了。家長可以安排一個四周材質軟硬適中，無突出物品的環境讓寶寶學坐。在安全範圍內，寶寶即使跌倒或碰撞，頭和身體都不至於受傷。

成功坐穩隨練習次數遞增

孩子成功坐穩的時間會隨練習次數增多而慢慢增加，由幾十秒至一分鐘以上，亦可以隨時自己坐起來。在寶寶面前擺放他們喜愛的玩具，也可以讓他們更專注玩耍而坐得更久。若擔心寶寶過早學坐而導致任何脊椎方面的問題或懷疑寶寶有相關姿勢問題，建議先諮詢脊骨神經科醫生作診斷。

坐嬰兒車
不可不知5件事

專家顧問：黃序凱/脊骨神經科醫生

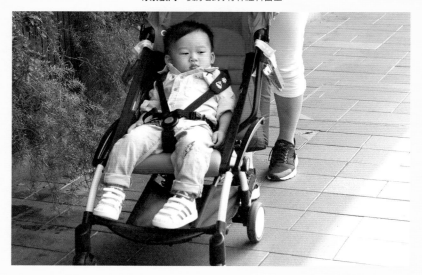

　　「養兒一百歲，長憂九十九。」照顧嬰兒本來就絕非易事。在日常生活，父母要留意一些細節和習慣，提高警惕以保護嬰兒健康成長，例如坐嬰兒車、手抱嬰兒的姿勢，對於新手父母來說，以下5個生活細節不可不知。

1. 切勿整夜抱睡同睡

　　嬰兒最舒適的狀態就是媽媽抱在懷裏的狀態，但夜間不要抱着嬰兒睡覺。嬰兒喜歡躺在大人的懷裏，這是本能尋求安全感的正常心理需求。但成年人要避免用同一種姿勢抱着孩子，因為嬰兒時期的骨骼都比較柔軟，易變形，若用同一個姿勢抱着孩子，很容易對他們的骨骼造成壓迫，從而導致變形。

　　因此，父母抱了一段時間便應該改變姿勢，讓孩子慢慢習慣

手抱的舒適感。另一方面，若成人晚上與嬰兒同睡，不僅使嬰兒睡得不安穩、身體不能自由舒展，更不利於他們呼吸，有可能引起窒息的危險。

2. 嬰兒車坐墊太軟欠承托力

嬰兒車幾乎是父母必備用品，在家時可以讓嬰兒睡覺，外出時也是一種不可或缺的代步工具。因此嬰兒每天都有不少時間坐在嬰兒車上。選擇合適的嬰兒車很重要，同時父母也應該留意自己使用嬰兒車的習慣，以免影響嬰兒脊椎的發展。

很多父母以為嬰兒肌膚幼嫩，需要極軟滑的床鋪及墊子才能睡得舒服。其實嬰兒的骨骼處於高速發展期，太軟的墊子無法承托其身體，不利於寶寶的骨骼發育，所以嬰兒車坐墊不是越柔軟越好。

3. 揀角度呈半U形嬰兒車

由於嬰兒最舒適的狀態就是媽媽抱在懷裏的狀態，這個狀態是呈半U形的，因此父母可選擇角度比較接近170°至175°的嬰兒車，讓嬰兒能產生躺在媽媽懷內的感覺。這普遍屬於嬰兒最舒服的平躺角度，過高或者過低的角度都不利於嬰兒的成長。

4. 考慮兩大安全問題

父母應避免選購二手的或使用朋友相送的嬰兒車，因為曾經使用過的嬰兒車，或有老化、細菌、蟎蟲等安全問題，加上難以得知使用歷史及零件狀況，故不利於嬰兒健康。

同樣還需要注意，嬰兒車最好配備五點式高保護性的安全帶，以全面固定嬰兒。

5. 長時間坐嬰兒車骨骼易變形

有些父母在家各忙各的事，沒法常常手抱着嬰兒。為了方便觀察及餵食，往往喜歡把嬰兒安放在嬰兒車上。但是6個月以下的嬰兒，骨骼中所含的有機物較多，無機鹽相對較少，所以骨骼硬度小，彈性大，容易變形。而嬰兒脊椎骨之間的軟骨盆比較厚，外面的韌帶比較鬆，如果選擇不恰當的嬰兒車，角度太高又不屬於平躺的話，長時間使用或會令嬰兒的脊椎長時間受到壓迫，從而導致變形。

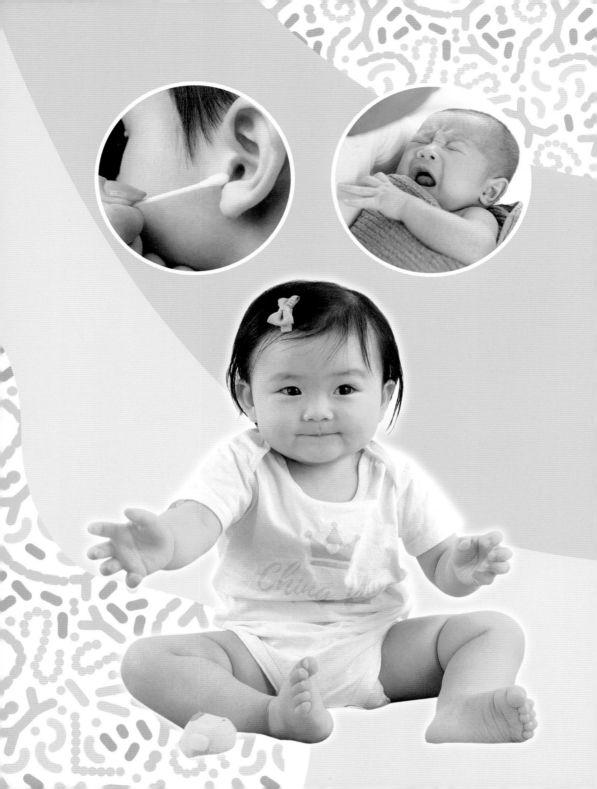

Part 6

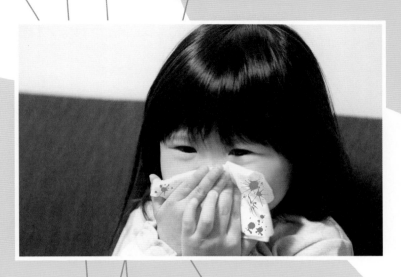

耳鼻喉科

寶寶常流鼻血、流出黃綠色鼻涕、長期打鼻鼾，
反映寶寶甚麼問題？其實每個徵狀都可能
暗藏病患，本章就以上問題請來醫生揭開謎團。

鼻竇炎
有黃綠色鼻涕

專家顧問：何的煒/耳鼻喉科專科醫生

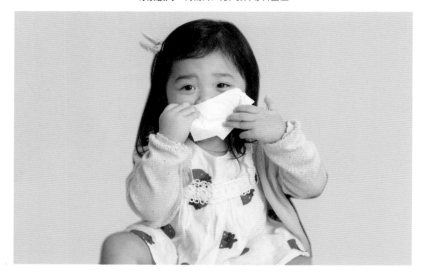

  鼻塞、流鼻涕，是鼻竇炎，還是鼻敏感？除了鼻塞、流黃綠色濃稠鼻涕外，鼻竇炎患者還可能會出現甚麼症狀？如孩子患鼻竇炎，該怎麼辦？父母又可如何預防孩子患上及紓緩鼻竇炎呢？以下由耳鼻喉科專科醫生為大家詳細講解。

鼻竇炎成因

  大部份感冒病毒只會引致鼻塞，但何的煒醫生表示，當覆蓋鼻通道及鼻竇的黏膜發生腫脹時，會令鼻竇黏液滯留在鼻竇內，不能排出鼻孔，繼而引致鼻竇炎。當鼻竇不能正常地排出鼻水時，細菌、病毒便會大量增殖，引發更嚴重的炎症和疼痛。若罹患鼻竇炎，患者可能會有以下幾種症狀：

- 鼻塞
- 流出黃膿鼻涕，或倒流至喉嚨

- 臉部疼痛、感到腫脹
- 嗅覺減退
- 聞到不明異味
- 其他症狀包括發燒、頭痛、疲倦、牙痛、咳嗽、味覺及嗅覺變差

鼻竇炎vs鼻敏感

由於鼻竇炎和鼻敏感都有鼻塞和流鼻水等症狀，所以不少人會誤把鼻竇炎當作鼻敏感。以下，即由何醫生教大家如何分辨兩者之間的分別：

可能出現症狀	鼻竇炎	鼻敏感
鼻塞、流鼻水	會	會
鼻分泌物有異味	會	不會
黃綠色的濃稠鼻涕	會	不會
牙痛	有時	不會
發燒	有時	不會

預防紓緩 7個小貼士

由於鼻竇位於鼻腔，且分別靠近腦部與眼部，若發炎症狀嚴重，將可能連帶影響上述部位，形成嚴重併發症，如腦膜炎、部份或完全喪失嗅覺、視力受損等。因此，何醫生建議家長可留意以下7個可預防和紓緩鼻竇炎的小貼士：

❶ 補充水份、充分休息，有助身體對抗炎症，加快復原。

❷ 保持家居空氣濕潤，可使用加濕器，預防鼻腔和鼻竇乾燥。

❸ 吸入熱水的蒸氣、喝熱飲，有助鼻腔通暢及減輕鼻竇炎所引起的不適。

❹ 可用生理鹽水清洗鼻子。

❺ 少吃辛辣刺激性食物。

❻ 有過敏人士如鼻敏感患者，應避免接觸致敏原，遠離空氣污濁、灰塵多的地方。

❼ 多做運動，維持健康的生活模式。

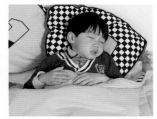

感冒所導致的鼻塞可於數天內自行緩解，但如果是鼻竇發炎，便會出現如頭痛及面部腫痛等其他病徵。

鼻敏感
要找出致敏原

專家顧問：何的煒/耳鼻喉科專科醫生

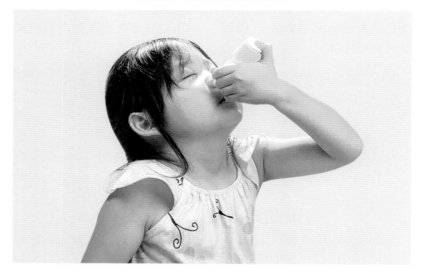

　　兒童鼻敏感是個非常普遍的疾病，香港每4名兒童便有1人患上鼻敏感，亦是香港14歲及以下的兒童第二常見慢性病。以下將由耳鼻喉科專科醫生為大家詳細講解如何預防鼻敏感，以及解答各位家長對鼻敏感的疑問。

預防從生活入手

　　鼻敏感會降低小朋友的睡眠質素，導致他們的注意力難以集中，嚴重可影響他們的學習能力、課堂表現和社交活動。因此除了藥物，也應從日常生活入手，才能有效預防鼻敏感發作，譬如要留意家居生活，改善環境質素，避開致敏原。何的煒醫生表示，家居環境要經常保持清潔，每天打掃，經常清洗冷氣機的隔塵網，以及使用不吸塵布料製成的枕頭、被鋪。另外，家長也可適當地使用空氣清新機，這能稍為改善室內的空氣質素。家長還

176

應避免帶小朋友到空氣污濁或人煙稠密的地方。

疑問：鼻敏感可斷尾？

　　家長常有疑問，到底鼻敏感可不可以斷尾？對此何醫生表示，由於鼻敏感是慢性病，故是難以斷尾。所以在治療鼻敏感時，除處方藥物治療控制徵狀，最有效的方法是找出致敏原，從而盡量避免接觸。假如患者接受洗鼻及藥物治療後，鼻敏感依然無法紓緩，且有多種過敏病纏身，則可考慮接受脫敏治療。接受脫敏治療的患者，需每天於舌下注入少量含有致敏原成份的藥水，療程需持續數年，讓患者身體可逐漸產生抗體對抗致敏原。

鼻敏感vs傷風

　　其實鼻敏感與傷風的病徵十分相似，加上小朋友難以詳細表達自己的不適，因此實在難以即時分辨出來。到底鼻敏感與傷風有何分別？何醫生表示，其實家長可多留意小朋友有否出現以下的情況，便能分辨出小朋友到底是患上鼻敏感，或是傷風。

	鼻敏感	傷風
誘因	由過敏性反應引發。	由過濾性病毒感染而造成的鼻膜炎。
徵狀	沒有發燒及喉嚨痛徵狀，但會打噴嚏、鼻癢、鼻塞、鼻水倒流及經常咳嗽，並沒有其他身體不適。	鼻水分泌較濃稠呈黃色，並會有打噴嚏、流鼻水、發燒、喉嚨痛等徵狀，亦會感到身體不適，如疲倦、食慾不振等。
持續程度	通常在早晚特別明顯，環境變化也會令徵狀加劇或減輕。	持續數天至一、兩星期才痊癒。

何謂兒童鼻敏感？

　　鼻敏感是指人體呼吸道受到空氣中的過敏原入侵，體內免疫系統會產生抗體來抵抗外來物質，鼻黏膜因受過敏原刺激而出現連鎖過敏反應，促使鼻腔出現發炎、鼻塞、流鼻水、打噴嚏、眼癢或流眼水等生理症狀。部份有敏感體質傾向的兒童，還會同時出現其他過敏症，例如濕疹或哮喘。何的煒醫生表示，如診斷是鼻敏感，醫生多數會處方生理鹽水洗鼻，亦會配合口服藥或類固醇噴鼻劑，以紓緩患者病情。

長期打鼻鼾
影響集中力

專家顧問：李學楠/耳鼻喉科專科醫生

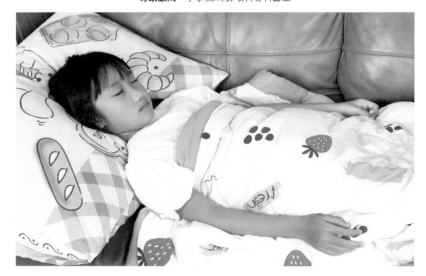

　　睡眠時打鼻鼾，如果鼾聲如雷，對其他人真的會造成很大困擾。孩子於睡眠時打鼻鼾，除了影響到周圍的人外，更會影響他們於日間學習時的集中力，長此下去，學業成績會大受影響。倘若家長發覺孩子長期打鼻鼾，於日間沒精打采，便應求診，盡快治療。

扁桃體較大

　　以往常聽說睡眠時打鼻鼾，是因為打鼻鼾者於日間工作疲勞，所以，於晚上睡覺時便會打鼻鼾。然而事實並非如此，尤其是打鼻鼾發生在孩子身上。耳鼻喉科專科醫生李學楠表示，孩子打鼻鼾的原因，是因為他們的呼吸通道梗阻，因而導致打鼻鼾。

　　至於為甚麼孩子體形細小，反而打鼻鼾會較成人嚴重？原因是兒童時期扁桃體較大，導致孩子所發出的鼾聲比成人更甚。

未必與睡眠窒息有關

　　大家可能錯覺認為，孩子打鼻鼾必定是他們患上睡眠窒息症，但事實並非如此。孩子打鼻鼾可以是與睡眠窒息症有關，亦可以與之無關，如家長想找出孩子為何打鼻鼾，可以尋求專業意見。耳鼻喉科專科醫生在有需要時，會通過睡眠研究，藉以確認孩子打鼻鼾的原因，然後再給予適合的治療。

影響專注力

　　孩子打鼻鼾看似小事一樁，但實際上對他們的影響很大，不只影響睡眠質素，更影響以下多方面健康：
- 長期於晚上睡覺時打鼻鼾，會令孩子於白天嗜睡；
- 當孩子於白天嗜睡，便不能專心學習，學業成績自然不理想；
- 由於他們睡眠質素差，影響情緒，容易煩躁或出現情緒問題；
- 在長期處於疲勞的狀態下，更會影響孩子健康和成長。

與環境無關

　　可能某些家長認為，只要改變孩子的睡眠環境，便可以改善他們的睡眠質素，李醫生表示，改變這些因素也不能改善孩子打鼻鼾的問題。家長需要帶孩子向耳鼻喉科醫生求診，讓醫生為孩子進行檢查，找出致病原因。家長可能會問，孩子打鼻鼾的問題，可否靠藥物來治療？李醫生指出，孩子打鼻鼾的問題是沒有藥物可以幫助的。

可通過手術解決

　　李醫生認為，耳鼻喉科醫生會評估孩子的鼻子和氣道，看看他們是否有腺樣體或扁桃體腫大，並會安排孩子進行睡眠研究，藉以查看他們會否出現任何睡眠呼吸暫停的情況。孩子打鼻鼾的問題，可以透過手術切除腺樣體和扁桃體來解決。

長大未必改善

　　孩子某些健康問題，當他們長大後可能會自行解決，但打鼻鼾的問題則未必盡然。當孩子長大後，他們的扁桃體會變小，但並不是每個人的扁桃體也會變小，倘若情況沒有改善的話，便會影響其學業、日常生活和健康。

弱聽
阻礙學習成長

專家顧問：林偉雄/耳鼻喉科專科醫生

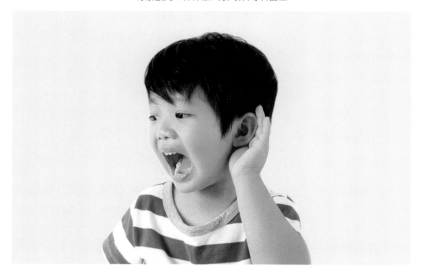

　　弱聽對兒童的影響會因聽覺受損程度和性質而不同，輕微的在日常對話時會出現聆聽困難，嚴重的甚至不能聽到飛機和修路工程等強烈噪音。以下由耳鼻喉科專科醫生為大家詳細講解兒童弱聽，希望家長能盡早發現，並能為孩子作治療。

孩子為何會患上弱聽？

　　林偉雄醫生表示，孩子弱聽的成因主要與遺傳基因有關，例如一些先天性綜合症、基因突變、染色體異常等病症，都可以造成弱聽。而一些與遺傳基因無關的原因則有很多，例如準媽媽在懷孕時胎兒受某些病毒感染、初生嬰兒嚴重黃疸、出生時體重過輕、腦膜炎等，這些情況均可對嬰兒或兒童的耳朵或聽覺神經造成不同程度的損害，導致神經性弱聽。另外，耳垢堵塞外耳道、外耳道發炎、中耳腔受到感染而導致中耳炎或中耳積水，也會造

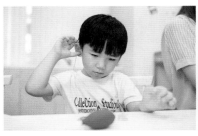

兒童聽力出現問題時，會因聽不清楚別人的說話而經常要求重複語句內容，這可能是他們出現弱聽的徵兆。

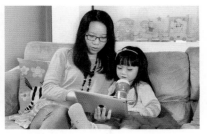

由於幼兒於7歲前仍處於語言發育期，如聽障問題未能得到改善，會終身妨礙語言學習。

成小朋友出現傳導性弱聽問題。

影響整體成長發展

　　林醫生表示，弱聽孩子在學習詞彙上的速度可能較慢，難於掌握抽象的詞語，對於某些具有多重意思的詞語，更是難以理解。在詞彙貧乏的情況下，患者可能會造成閱讀能力遲緩，影響學習表現。弱聽也會影響接收及分辨某些聲音的能力，使孩子難於掌握說話的音調和聲線的控制。由於缺乏與同輩之間的互動和學習，他們會較難吸收外界的知識，窒礙他們的思考能力發展。

治療方式需因應情況

　　林醫生表示，治療兒童弱聽時需針對他們被發現弱聽時的年齡、弱聽的程度及原因，而進行治療，例如清除耳垢、使用抗生素治療中耳或外耳炎、使用導管排出中耳積液等。至於因遺傳或先天性綜合症所導致的弱聽，大部份都可先試用助聽器來輔助聽力。但若是效果不理想，就可能需要做人工耳蝸手術來改善弱聽。如子女患上弱聽，家長務必要把握時間及早治療。

何謂弱聽？

　　健聽人士的聽覺範圍應低至10至25分貝。林偉雄醫生指如果一個人只能聽到26分貝或以上的音量，便可定為弱聽。而弱聽程度可分為輕、中、中重、重及極度5個級別，然後再按其成因可分為傳導性、神經性及混合性三種類別。傳導性弱聽是外耳道或中耳腔出現問題所引起；神經性弱聽則為耳蝸或聽覺神經出現問題所導致；而混合性弱聽則兩者兼備。弱聽可以是單側耳或雙耳弱聽。

流鼻血
鼻黏膜受損？

專家顧問：徐傑/兒科專科醫生

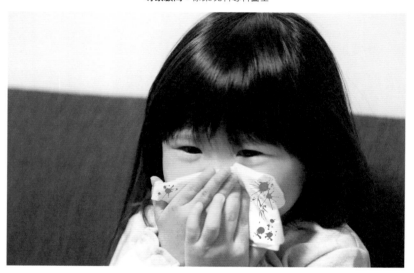

　　流鼻血是大人和小朋友都經歷過的事情，一般而言不需要過份擔心。不過如果孩子三不五時就流鼻血，一周內連續幾次，小朋友可能患上一些潛在疾病。究竟流鼻血的頻率要多少才算正常？為何孩子會經常流鼻血？以下由兒科專科醫生為我們詳細說明。

常流鼻血 3大原因

　　徐傑醫生表示，流鼻血指的是鼻黏膜出血的情況，小朋友經常流鼻血，常見原因有以下3個：

❶ **鼻敏感：**因為鼻敏感而令鼻黏膜充血，以及變得乾燥，才會容易出現流鼻血的情況。

❷ **鼻黏膜薄：**如果鼻黏膜天生較薄，有撞擊或是天氣較乾燥時，就會非常容易流鼻血。

❸ **常撩鼻**：撩鼻孔的習慣，可能會令鼻黏膜受損，在受傷情況下更易流鼻血。

難止血 要檢查

如果孩子反覆出現流鼻血的情況，是否會有潛在疾病？徐醫生表示在非常難止血的情況下，就要留意及檢查會否有其他疾病所導致；如果是可以止血的情況，可以照X光以了解流鼻血背後的原因。除上述提及的3項成因，日常生活中也有許多原因可能導致小朋友流鼻血。如孩子情況非常嚴重，而且流鼻血頻率較高，醫生可能會建議他們進行電鼻的小手術，為他們切除多餘的血管。

一周幾次要就醫

究竟甚麼程度的流鼻血才需要就診？如果只流了一次鼻血，並不需要為小朋友就醫。不過徐醫生表示，若然連續幾周都出現流鼻血，或是一周流幾次鼻血的話，就需要求醫了。要知道小朋友流鼻血的原因，才可以從根本醫治。雖然流鼻血的當下會比較麻煩，但是對日常生活的影響不大，並不會造成貧血等嚴重後果，家長不用過份擔心。

正確止血方法

以下為正確的止血方法，徐醫生表示一般只要跟足指示，都可以為孩子止血：

步驟1：頭微微傾向前。
步驟2：不要向後，否則會倒流。
步驟3：只要輕輕的捏住鼻子。

2大預防方式

徐醫生表示要好好預防流鼻血，可參考以下2種預防方式：

❶ **根治疾病**：患有鼻敏感應盡快就醫治療，否則可能會因鼻黏膜充血而影響睡眠質素。

❷ **改善習慣**：家長應該為孩子改善不良習慣，例如撩鼻等，以防鼻黏膜受損。

扁桃腺炎
喉嚨痛吞咽難

專家顧問：陳亦俊/兒科專科醫生

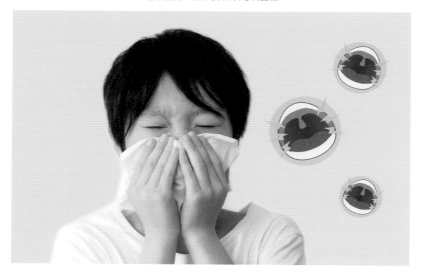

　　扁桃腺炎於大人及小朋友身上都非常普遍，患者會感到喉嚨疼痛，更可能出現發燒的徵狀，對孩子而言相當辛苦。以下，由兒科專科醫生為我們詳細分析扁桃腺炎的成因、種類及預防方式。

扁桃腺炎2大成因

　　扁桃腺炎是非常常見的上呼吸道感染疾病，主要透過飛沫及接觸患者的口鼻分泌物傳播。扁桃腺位於喉嚨的兩側，是免疫系統的一部份，當扁桃腺受感染就會發炎。陳亦俊醫生表示，其成因主要為病毒或細菌感染，而兒童大多是由於病毒進入上呼吸道感染所致。如果是受細菌感染，較常見的有甲型鏈球菌，不過目前受病毒感染的比例較高。

扁桃腺炎分2大類

陳醫生指扁桃腺發炎分為2類，包括急性和復發性，以下為其特點：

❶ **急性扁桃腺炎：**是由感染引發的，偶爾在抵抗力較低的時間，剛好受到病菌感染而引致，但來得快去得也快。

❷ **復發性扁桃腺炎：**第二種是復發性的，顧名思義是反覆發作的，過一段時間又會出現。

主要徵狀：吞咽困難喉嚨痛

那麼扁桃腺炎會有甚麼徵狀？陳醫生表示病徵受成因影響，因此人人不同，以下為最常見的9種：

❶ 發燒　　❷ 喉嚨痛　　❸ 喉嚨發炎、流膿　　❹ 沙聲、失聲
❺ 吞咽困難　　❻ 肚痛　　❼ 眼睛發紅　　❽ 咳嗽　　❾ 流鼻水

紓緩疼痛 多飲水

扁桃腺炎的患者喉嚨會感到疼痛，此時應盡量補充水份。由於會有吞咽困難的問題，陳醫生表示患者可進食比較軟的食物，例粥、通粉等，而啫喱也是不錯的選擇，因為冰涼的感覺可減低吞咽時的痛楚。

影響生活 建議切除

陳醫生指要確定成因，一般需要進行咽喉分泌及鼻液測試。如果是細菌感染，需要處方抗生素，並需完成完整療程。

如果屬於復發性的扁桃腺發炎，部份患者每2、3個月便會發炎一次，若然嚴重影響日常生活，醫生會建議考慮扁桃腺切除手術。

預防Tips：充足睡眠均衡飲食

要預防患上扁桃腺炎，最重要的是確保充足的睡眠。陳醫生認為優質睡眠對孩子而言非常重要，不只可以提高抵抗力，更有助分泌生長激素。此外，保持均衡飲食也相當重要，可以參考飲食金字塔。而服食維他命C補充劑、益生菌等都可提升免疫系統功能，減低生病的可能性。除此之外，多運動、多飲水都有助提升抵抗力。

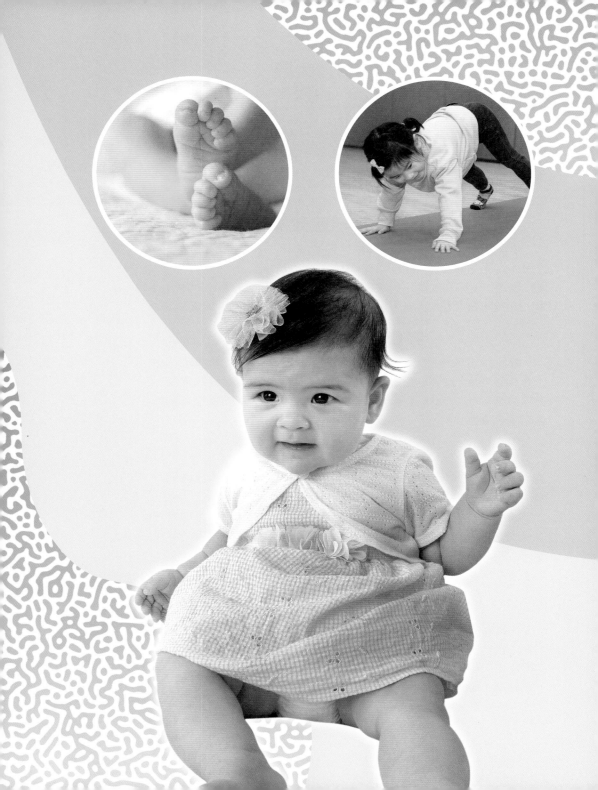

Part 7

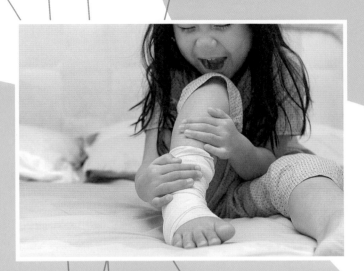

骨 科

寶寶爬高爬低，最易跌傷弄致骨折，
如何判斷寶寶是否患上扁平足？寶寶關節
有問題如何是好？對以上問題，父母都或許
一知半解，本章有 5 篇文章，可為你提供答案。

骨折
一定要做手術？

專家顧問：嚴永藝 /骨科專科醫生

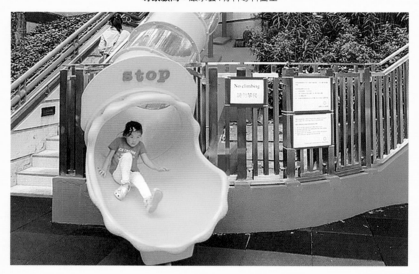

　　兒童在遊樂場愛跑愛跳，經常橫衝直撞，不太懂得危險，一不小心就會跌倒，輕則擦傷流血，重則有機會骨折。雖然有人説撞到受傷都是正常事，是孩子成長必經階段，但其實骨折對兒童成長影響十分嚴重，一不小心便會影響整體發展，父母必須即時處理。以下會由骨科專科醫生為家長詳細講解小兒常見的骨折問題。

骨折常見部位

　　骨折常見部位包括手前臂、近手掌關節位的橈骨遠端，以及手肘關節位附近的肱骨遠端。嚴永藝醫生解釋兒童跌倒時，很自然會用手支撐身體重量，故這些部位首當其衝易受衝擊。由於骨折可能傷及關節附近、骨頭末端的軟骨組織生長板；而生長板則會影響兒童骨頭的生長，若在撞擊下受損，受傷部份或有機會停

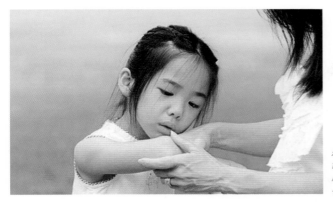

如孩子在遊戲過程中受傷，家長記得要留意小朋友的關節位置，看看有否出現異常。

止生長。因此，若是其中一隻手或腳的生長板受損，另一隻手或腳在正常生長，結果便會造成「長短手」、「長短腳」等問題。

骨折6大徵狀

如果小朋友不慎跌倒，家長擔心孩子有否出現骨折的情況，可留意他們有否出現以下徵狀，如有便應立即帶孩子到醫院就診，不然延誤治療，便有可能影響日後關節成長：

❶ 觸痛和劇痛
❷ 腫脹
❸ 可能有瘀傷
❹ 傷肢變形
❺ 骨折處失去活動能力
❻ 骨折附近關節失去活動能力

骨折是否一定要做手術？

嚴醫生表示，小朋友即使骨折，也不一定要做手術，要視乎受傷部位及嚴重程度作不同的治療方式。以小朋友最常見的手腕骨折為例，經X光檢查後，如發現骨折移位不算嚴重，醫生便會考慮以閉合復位法將橈骨移回原位，再於受傷位置打石膏固定，約4至6個星期就可拆除。

不過，如果孩子的移位情況嚴重，便有可能需要入手術室治療。手術通常要全身麻醉，進行閉合式或開刀復位；復位後需要打一至兩支鋼針固定骨折位置，再打石膏固定及保護，約4至6個星期後，就可將石膏及鋼針拆除。

扁平足
可分2類

專家顧問：潘卓庭/骨科專科醫生

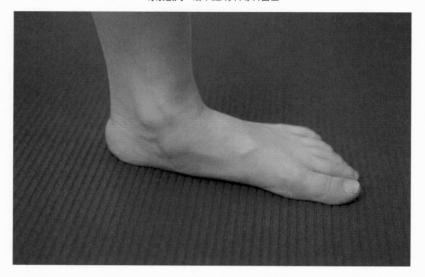

　　每人腳板中間內側都有一個拱橋位，是由骨頭、關節、韌帶及肌腱所組成。這個位置稱為「足弓」。一般人站立時此足弓位仍會拱起，帶來避震和幫助傳導小腿推進力的作用，但有些人站立時足弓位會塌下來貼着地面，這便是扁平足了。倘若經醫生檢查後屬於生理性，並有症狀的扁平足，可以透過簡單的運動，再配合適合的鞋墊，持之以恆，問題可以改善。

沒有徵狀

　　大部份扁平足患者，除了足弓位塌下來外，完全沒有任何徵狀。骨科專科醫生潘卓庭表示，有小部份出現扁平足的孩子，當他們步行了大約30分鐘，雙腳會感到疼痛和疲勞；有些孩子不會投訴雙腳疼痛，只會自然地減少了活動量，不及從前活躍，除此之外，就沒有其他問題。

出現扁平足對孩子並不會帶來很大影響，他們日常生活並不會出現大問題，與常人無異，甚至有部份運動員也有扁平足，他們在運動方面亦可以有出色表現。

目測檢查

潘醫生表示，為孩子進行扁平足檢查，主要採用目測的方法。醫生會請孩子嘗試站立、坐下及步行，觀察他們在這三個狀態下的腳形。很多患扁平足的小朋友除了足弓下塌外，還有足跟外翻和前足外展一系列的變形。醫生會請孩子嘗試蹬起腳尖站立，觀察其足弓位是否能夠呈現出來，若能呈現出來，一方面可以診斷為柔韌性或生理性扁平足，另一方面可以令父母釋懷，這代表孩子現在的扁平足，只是腳部尚未發育完全。

扁平足可分兩大類

一般而言，扁平足可以分為兩大類，分別是生理性和病理性的扁平足。前者患童較多，佔95%，後者患童較少，只有5%。

❶ 生理性扁平足：源於韌帶及肌腱尚未完全發育。這類型扁平足患童大部份會在10至12歲左右，足弓位會呈現出來。這類型扁平足，可以再分為有病徵或沒有病徵。

A. 沒有病徵：這類型扁平足並不需要治療，做運動或使用鞋墊對他們來說並不能改善其病徵，亦不會助長足弓的發展，甚至適得其反。家長只需要細心觀察孩子的發展情況便可以。

B. 有病徵：這類患童會感到雙腳疼痛及疲勞。醫生會建議這類患童進行適量的拉筋和肌肉強化運動，再配合適合的鞋墊，肥胖的患童可減輕磅重，扁平足問題便大為改善：

- 孩子雙腳蹬起腳尖站立，並維持數10秒，建議孩子每日於早晚刷牙時的5分鐘內重複進行，養成一個習慣後不用父母提點。
- 家長放一些波子或一條厚身毛巾在地上，請孩子坐下，然後用腳趾抓起毛巾或波子並重複此動作。
- 孩子面向牆，箭步一前一後站立，前膝屈曲，後腳伸直並腳掌貼地，拉鬆小腿後筋。
- 孩子進行跳繩運動，對於改善扁平足亦有幫助。

❷ 病理性扁平足：孩子的骨、關節天生異常，不論孩子坐或蹬起腳尖站立，足弓位也不會呈現，足弓位置僵硬。這些患童需進一步的檢查，透過手術改善情況。

成長痛
痛楚影響腿部

專家顧問：黃仕雄/骨科專科醫生

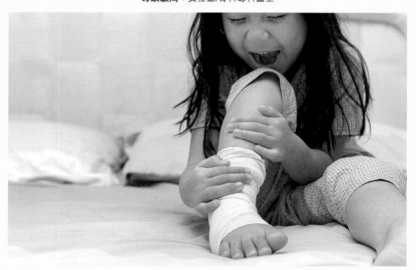

　　成長痛對於孩子來說是常見的問題，不論男孩或女孩也有機會發生。至目前為止，尚未能找到導致孩子出現成長痛的原因。當孩子出現成長痛時，醫生會為他們進行按摩及熱敷，藉以緩解病情，減輕不適。

偶發痛楚

　　根據骨科專科醫生黃仕雄表示，成長痛的意思就是孩子在成長過程中偶然出現的痛楚，該痛楚一般影響腿部，並多數於晚上發生，而且沒有受病理性疾病影響。成長痛大多發生在學齡前和學齡兒童中，3至5歲及8至11歲這兩個組別為高發年齡，不論男孩及女孩都有機會發生。

原因不明

　　至目前為止，醫學上沒有證據證明孩子成長時會出現痛楚，因此，導致孩子出現成長痛的原因尚未明。由於成長痛的發生可以原因不明，亦可能是因為日間過度活動，如跑步、攀爬和跳躍等，對孩子的骨骼肌肉構成壓力，令其痠痛增加。另外，若孩子姿勢不良或受心理問題影響，亦有機會導致成長痛。

感到痠痛

　　當孩子出現成長痛時，他們會有以下徵狀：

- 小腿肌肉感到痠痛；
- 大腿前及膝後也會感到痠痛；
- 痠痛多數於晚間出現，甚至可以令孩子於睡夢中痛醒；
- 痛楚可以持續一星期每晚或多晚出現，但早上就會消失。

按摩緩解

　　黃醫生說成長痛一般可以排除其他病理性因素診斷，沒有具體的治療方法。通常醫生會為孩子進行按摩及熱敷，藉以緩解症狀。如果情況嚴重，醫生會處方止痛藥Paracetamol，幫助孩子止痛。另外，黃醫生提醒家長切忌告訴孩子痛楚是與遊樂活動有關，避免影響他們的心理，令他們往後害怕進行任何活動。

隨年長消失

　　並不是每名孩子都會出現成長痛，絕大部份都可以用按摩及熱敷來紓緩痛楚。同時隨着孩子年齡漸長，成長痛所帶來的痠痛亦會漸漸自行消失，不會為孩子帶來長遠的影響。由於導致成長痛的原因尚未明，所以沒有特別的預防方法。但家長可以留意孩子痛楚，會否與進行某類活動或長時間活動有關，當孩子活動後，家長應給予他們足夠的休息時間。

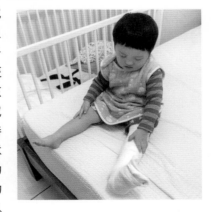

發展性髖關節
或引致跛行

專家顧問：張錦流/兒科專科醫生

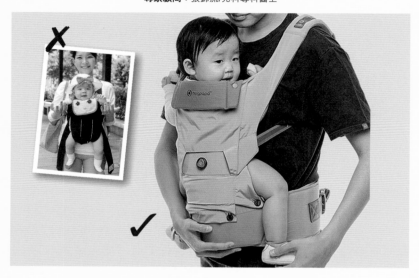

　　髖關節是介乎於大腿骨與骨盆間的大關節，發展性髖關節發育不良是屬於相當常見的小兒骨科疾病，也是造成孩子跛行、長短腿的原因。更有研究指出，香港約每1千個新生兒中，便有1個患上發展性髖關節發育不良，發生率可謂不輕，後果亦影響深遠，值得父母特別加以重視。以下將由兒科專科醫生為家長作詳細講解。

5大早期特徵

　　出院前，駐院醫生一般會為新生嬰兒進行常規的身體檢查，以確保嬰兒的健康狀況良好。衛生署轄下的母嬰健康院的醫生，亦會為初生嬰兒進行身體檢查，當中包括髖關節檢查，目的是盡早發現髖關節是否有異常，以便作出適當的轉介及治療。不過，張錦流醫生表示，髖關節發育不良的情況，可能於嬰兒出生時出

現，亦有可能是隨着嬰兒成長而逐漸形成。因此，家長和照顧者於日常生活中應多留意嬰兒的情況。如發現嬰兒有以下情況，應及早求診：

1歲前

❶ 大腿兩邊或臀部皮膚皺摺不對稱。

❷ 更換尿片時，大腿未能完全向兩側張開，或張開程度不對。

1歲以上（學行兒童）

❶ 步伐異常，如拖着一條腿爬行。

❷ 站立姿勢異常，如一隻腳的腳踝離地，並以腳趾支撐身體。

❸ 兩腳長短不一。

可以預防嗎？

雖然大部份發展性髖關節發育不良的成因不明，但是有研究指出，若嬰兒的下肢被強行拉直和包裹得過緊，而令髖關節受壓，會影響關節正常發育。因此，家長和照顧者應避免讓嬰兒的髖關節處於不良姿勢，如需包裹或固定嬰兒身體時，應預留足夠空間，讓嬰兒雙腳可自由屈曲和伸展。

黃金治療期：6個月前

張醫生表示，若未能及早診斷和治療此病，而令情況持續惡化，會造成患肢縮短、行動困難、脊柱側彎、膝蓋和腳踝勞損，以及出現早年髖關節退化性關節炎。故越早確診此病，治療效果便越好。而臨床上，用來早期診斷髖關節發育不良的利器是超聲波檢查，如果能夠在嬰兒6個月大前發現此病，治療就相對簡單，醫生會用手把病人脫位的髖關節推回原位，再給孩子穿上矯正的支架，直到狀況穩定為止。如果孩子接近1歲時檢查出現異常，或關節異常的情況較嚴重時，他們則可能需進行手術治療。

何謂發展性髖關節發育不良？

正常的髖關節是指深凹的髖臼與股骨頭的正常結合。而發展性髖關節發育不良，是指髖關節因先天性因素而導致不穩定，會出現髖關節半脫位或全脫位等情況。目前引起發展性髖關節發育不良的原因未明，但一般認為以臀位出生的嬰兒、其家族病史、母親懷孕時子宮內羊水減少、早產或嬰兒有其他先天性關節問題等先天性因素，也會增加嬰兒患上此病的機會。

突發性關節炎
關節紅腫熱痛

專家顧問：余嘉龍/風濕病科專科醫生

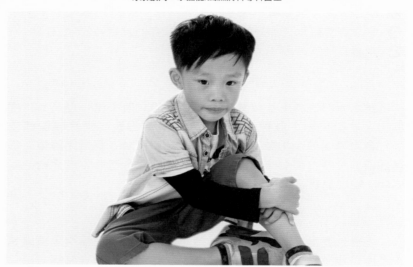

　　很多人常認為風濕病是老人病，兒童是不會有風濕病的，但這並不正確。其實兒童發病年齡最早可於2、3歲時，但不論男女童，在整個兒童期也可能發病，這類疾病在兒童中並不罕見。以下由風濕病科專科醫生為大家詳細講解幼年特發性關節炎。

分5大類型

　　余嘉龍醫生表示，幼年特發性關節炎可分為以下5類型，需按個別患者的不同病徵和醫生的臨床診斷，但這些類型也代表着患者發病的形式：

❶ **全身型：**除關節炎外，同時出現發燒、皮疹和多臟器發炎反應。

❷ **多關節型：**發炎關節為5個或以上，沒有發燒表現，與類風濕

相似，左右關節都會出現對稱性痛楚。

❸ **少關節型：**關節少於5個，沒有全身症狀；常影響大關節，如膝關節和踝關節，會出現非對稱性痛楚。

❹ **筋腱型：**關節病變常限於下肢大關節，如膝、踝、髖關節等，病童常有足跟疼痛及跟腱炎，在步行時會感到疼痛。

❺ **銀屑病：**除患有關節發炎外，皮膚亦會有牛皮癬（亦稱銀屑病）出現。

對症下藥 維持正常生活

醫治幼年特發性關節炎的最終目標，是希望病患者能正常地生活、保護關節重要的組織如軟骨，以及預防或減輕骨膜發炎而引致關節變形和永久破壞。余醫生表示，對治療關節炎的方法，最常見為藥物治療，主要調理免疫系統及減輕各種痛症。藥物治療包括非類固醇消炎藥、類固醇和改善病情風濕藥。此外，近年發展的生物製劑，有效針對發炎因子，適合對傳統藥物效果欠佳，或需依賴高劑量類固醇的病人。

健康生活 預防惡化

出現幼年突發性關節炎原因很多，包括遺傳如生活因素。雖然不能根治，但藥物治療可有效控制病情，以達致緩解，防止關節變形。要預防幼年突發性關節炎，余醫生建議兒童可以每日進行適度的運動，練習肌肉力量，並幫助生長，更重要的是可以避免發生關節變形。

幼年特發性關節炎是甚麼？

幼年特發性關節炎是兒童風濕病的其中一種，余嘉龍醫生表示，16歲以下兒童若其關節持續痛楚或紅腫，以至影響活動能力達6星期或以上，而又找不到其他致病原因，有可能是患上幼年特發性關節炎。對於關節炎的出現，余醫生指是由於人體免疫系統紊亂，從而攻擊自己身體的關節和肌腱等以致發炎，但這亦與遺傳因素有關。一般患者會感覺到關節持續痛楚、紅腫，特別是在膝關節、踝關節、腕關節和手腳等小關節；部份患者更會出現發高燒、腳筋痛、早晚出現晨僵等徵狀。

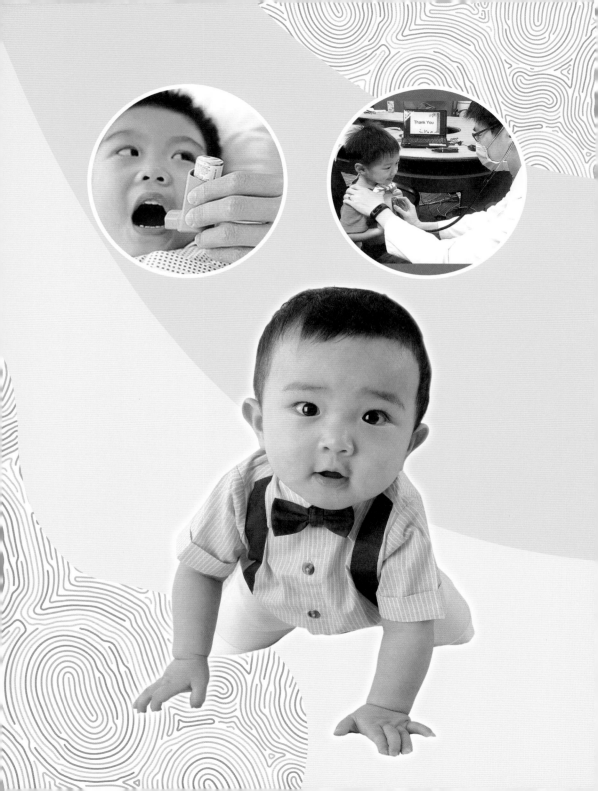

Part 8

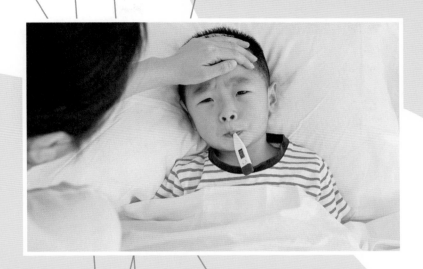

呼吸系統科

寶寶氣喘，是否患了哮喘？患上中耳炎
怎麼辦？如何知道是否感染上呼吸道病？
本章就以上問題，請來醫生為父母解惑。

肺炎
抵抗力低易中招

專家顧問：譚一翔/兒童呼吸科專科醫生

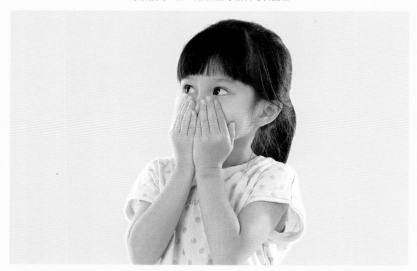

　　肺炎是呼吸道感染的一種，而呼吸道感染是兒童最常見的感染症之一。細菌與病毒經飛沫傳染，由鼻孔和口腔進入呼吸道，身體便要和病菌「打仗」，抵抗力較低的兒童就會容易受到感染。以下由兒童呼吸科專科醫生為大家詳細講解。

症狀與感冒相似

　　譚一翔醫生表示，肺炎症狀開始時與一般感冒的症狀差不多，同樣會有傷風、咳嗽及發熱等症狀，所以不能單以症狀區分。例如有些輕微肺炎患者未必需要住院，甚至可如常上學、上班。但肺炎其中一病徵較為特別，那便是會出現呼吸不暢順的情況，所以家長應進一步留意兒童的其他情況，如飲食和日常活動是否有異常、是否有持續地發熱等，並留意其呼吸是否越來越急

促及不適。醫生有時或會以照X光檢查肺部狀況來作診斷。

3種常見細菌

　　據醫學研究文獻顯示，大部份上呼吸道感染都是由病毒所引致，約佔百分之八十，由細菌引致的約佔百分之二十。至於肺炎，則相對地較多為細菌引致，約有百分之四十是由細菌所致。而最常見引致肺炎的細菌有肺炎球菌、乙型流感嗜血桿菌和巴母氏菌等3種，亦是呼吸道感染之中最常見的細菌。譚醫生表示，醫生會按照肺炎是由病毒或細菌感染所致，來作出適當的診治。病毒感染大多數能靠自身免疫力戰勝，但細菌感染則需使用抗生素來治療。

兒童肺炎預防方法

　　要預防小朋友患上肺炎，並不是件容易的事。因為小朋友一定會在環境中與其他人接觸，當然可以藉由減少出入公共場所、佩戴口罩、多洗手等方法，減少孩子接觸細菌的機會，但是這些方法都不是絕對可阻擋細菌。因為小朋友仍然有許多途徑能夠接觸細菌，一旦他們的身體狀況或免疫系統稍有失誤，便有機會患上肺炎。所以，接受預防肺炎的疫苗注射，是預防兒童肺炎最有效的方法。

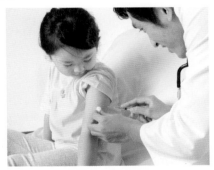

除了接種疫苗，父母應從生活環境出發，保護子女預防肺炎。

肺炎是甚麼？

　　呼吸道包括從鼻、咽喉、氣管、支氣管到肺泡，這些器官隨時都可與空氣接觸。譚一翔醫生表示，呼吸道的任何一部份，一旦遭受病菌的侵入，便會出現感染的症狀。常見感染呼吸道的病菌主要分為病毒及細菌兩類，而病毒感染則較為常見。上呼吸道感染在兒童身上非常普遍，大部份為感冒，病情多半輕微且能自行痊癒。可是一旦病菌侵入至下呼吸道，尤其是肺部，症狀就會很嚴重。由於病菌會透過飛沫傳播，停留在鼻孔深處好一段時間，初發感冒時會有發熱、傷風及咳嗽等，若兒童身體抵抗力低，病菌便有機會走進中耳、鼻竇及氣管，並引致肺炎。

中耳炎
可致腦膜炎

專家顧問：譚一翔/兒童呼吸科專科醫生

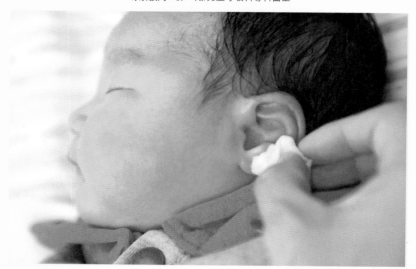

　　中耳炎並非罕見的疾病，多發生在1至5歲孩子身上。中耳炎倘若處理不善，可以引致很多問題，例如影響中耳構造、令患童經常頭痛、聽覺受影響，情況嚴重甚至導致腦膜炎。雖然並不常見，但家長也要提高警覺，孩子有任何不適，便要馬上延醫診治。

屬於呼吸道疾病

　　兒童呼吸科專科醫生譚一翔表示，中耳是呼吸的一部份，當病菌進入鼻腔，便有機會引致中耳發炎。中耳炎除了可以由病菌引起外，亦可以由病毒引致。中耳炎多發生於1至5歲的孩子身上。鼻子與中耳連接着的管道，稱為耳咽管。1至5歲的孩子，他們的鼻咽管較為扁平及窄，會導致鼻液流通較差，容易引起中耳炎。由於1至5歲的孩子免疫能力較弱，加上他們所接觸的病菌種

類較少，會容易受感染。中耳炎是孩子常患的疾病，並非罕見。

呼吸道病徵

當孩子患上中耳炎後，他們會出現與呼吸道疾病相似的病徵，例如會出現流鼻水、喉嚨痛、發燒。若是年齡較大的孩子患病，由於他們表達能力較強，便懂得向家長表示自己喉嚨痛，會變得比較煩躁，甚至會拉扯耳朵。但是家長要注意，孩子只是拉扯耳朵並不一定是患上中耳炎，可能有其他問題。孩子拉扯耳朵，再加上他們出現喉嚨痛、流鼻水及發燒，才有可能是患上中耳炎。即使出現所有病徵，最理想做法還是盡快帶孩子求診，由醫生仔細檢查，作適當的判斷。家長千萬別胡亂給孩子餵服成藥，以免影響健康。

處理不善會惡化

家長別小覷中耳炎對孩子帶來的影響，所以，孩子患病家長應第一時間帶他們求診。如果處理不善，令病情惡化，可以對孩子影響深遠：

- 中耳炎可以影響中耳的構造；
- 倘若中耳反覆出現發炎，會影響聽覺；
- 由於中耳炎發生在頭骨內，若處理不善，可引起慢性長期的疾病，例如長期頭痛、經常性容易患病，甚至可以影響聽覺神經，最終導致腦膜炎；
- 雖然中耳炎導致腦膜炎的機會不大，但也值得家長注意。

檢查呼吸道

譚一翔醫生表示，醫生為了確定孩子是否患上中耳炎，一般會檢查孩子的呼吸道、鼻、喉嚨有沒有出現鼻液倒流的情況，又會看看他們的鼻有沒有腫脹。另外，會利用儀器檢查孩子的耳膜。倘若患上中耳炎的話，耳膜會紅腫，情況嚴重的甚至會積膿，膿液會浸在中耳內的空洞。如果壓力高，會令耳膜脹起來，周圍出現紅腫，形成灌膿性中耳炎。倘若情況再嚴重，慢慢膿水會變成較清澈的黃水，引致慢性中耳積水，並導致併發症。

使用抗組織胺藥物

譚一翔醫生又指出，如果孩子是受病毒感染而患上中耳炎，

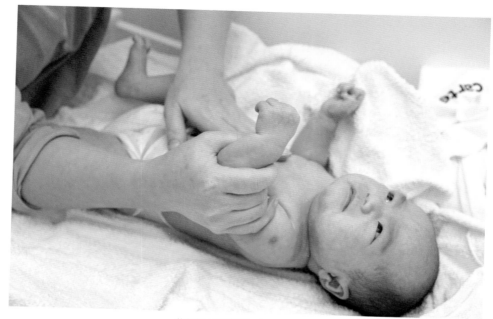

若孩子的中耳長期積水，醫生便會在中耳放一支小管，把積水引流，藉以清除中耳內的積水。

它可以不藥而癒。若是病菌感染的，醫生會利用醫治感冒的方法來處理，會處方一些滴鼻子的藥水給孩子，減少鼻塞的情況。此外，亦會處方口服的抗組織胺及收血管的藥物，幫助孩子減低鼻子腫脹的情況。

　　若是擔心孩子是受細菌感染，醫生可能會處方抗生素，特別是2歲以下的孩子，使用抗生素的機會較大，而2歲以上的孩子並沒有感到太疼痛或發燒，醫生多會先觀察他們的情況，才考慮是否需要處方抗生素。若然孩子的中耳或小骨受影響，有可能需要做手術。另外，若然孩子的中耳長期積水，耳鼻喉科醫生便會在中耳放一支小管，把積水引流，藉以清除中耳內的積水。

做電腦掃描

　　如果醫生擔心孩子出現併發症，會安排他們進行電腦掃描，藉以觀察他們中耳周圍的組織，中耳內的小骨有沒有受到影響。若是擔心孩子出現腦膜炎，便會為他們進行脊髓穿刺，抽取脊髓進行檢查。

EUGENEbaby.COM 荷花網店

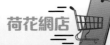

一網購盡母嬰環球好物!

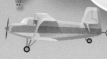

免費送貨服務*
亦可選門市自取貨品#

免費 登記成為網店會員
專享每月折扣，兼賺積分回贈！

優質 環球熱賣母嬰產品
性價比高，信譽保證，安全可靠！

mall.eugenebaby.com

即刻入嚟睇睇

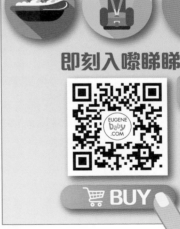

BUY

哮喘
可以斷尾嗎？

專家顧問：吳健聰/呼吸系統科專科醫生

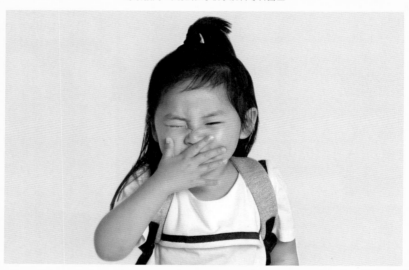

　　哮喘是兒童最常見的慢性疾病，估計每10個小朋友，就有1個患有哮喘。到底哮喘在孩子長大後是否可以「斷尾」？以及可如何預防哮喘復發呢？以下由呼吸系統科專科醫生為大家詳細講解。

甚麼是哮喘？

　　哮喘是一種支氣管過敏的疾病，哮喘患者如接觸到刺激氣管的物質，氣管壁周圍的肌肉便會收緊，因而收窄，周邊組織會發炎、紅腫，有時還會積聚濃痰和黏液，使氣管更為收窄。非病發時期的發炎情況會較輕微，並不阻塞氣管，但發炎情況仍然是會長期存在的。當患者的支氣管收縮，會導致有喘鳴、胸口翳悶及咳嗽的症狀。嚴重時，患者會出現呼吸困難，氧份不能足夠供應身體各部位，可令腦部缺氧而致命。

咳嗽可能成唯一病徵

如想了解子女有否患上哮喘，吳健聰醫生表示，父母要細心觀察孩子在日常出現的徵狀，病徵包括：持續咳嗽，尤其在早上起床或夜間睡覺時，會出現氣促和喘鳴。但患者並不一定有齊以上病徵，才算患有哮喘，可能長期咳嗽已經是小朋友患有哮喘的唯一病徵。

誘發哮喘 6大因素

究竟有甚麼誘發哮喘的因素呢？吳醫生表示哮喘可由一項或多項因素誘發，但有些時候，哮喘病發並沒有任何明顯原因，最常見的因素有以下：

❶ 家族史，如家族有人曾患哮喘病、濕疹或過敏症，這些人患上哮喘的機會便會更大。

❷ 塵蟎、霉菌。

❸ 冷空氣或污濁空氣，如附近有人吸食香煙。

❹ 上呼吸道感染。

❺ 不健康的生活方式，如情緒激動或低落、不良的飲食習慣等。

❻ 做劇烈運動。

哮喘可「斷尾」嗎？

很多家長都關心孩子患有哮喘，他們長大後真的可以「斷尾」嗎？吳醫生表示，哮喘雖不能徹底根治，但只要及早於兒童階段時，盡量減少發作的時間及程度，再根據以下的預防方法，便可有助孩子減低日後復發的風險，或預防患上哮喘的機會，健康成長。

- 居室要勤清潔，避免塵埃積聚及塵蟎，定期清潔冷氣機隔塵網。
- 家居空氣要流通，且不要在患者面前吸煙。
- 及早醫治呼吸道毛病。
- 多做非劇烈運動，如游泳、緩步跑、瑜伽等，以增強抵抗力及減少上呼吸道感染機會。
- 建立良好飲食習慣，如減少進食高卡路里食物、多食蔬菜和水果、保持心境開朗、減少進食冷凍食物等。

上呼吸道感染
潛伏期1至5天

專家顧問：莊俊賢/兒童免疫、過敏及傳染病科專科醫生

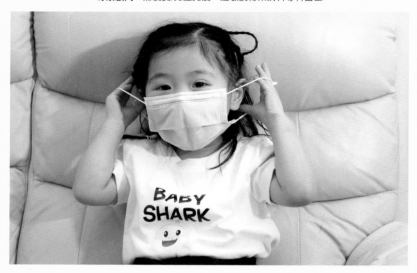

　　在2019冠狀病毒肆虐依舊的時候，季節性流感也開始大行其道，人心惶惶。一旦寶寶發燒，爸媽便會擔心究竟是2019冠狀病毒病，還是季節性流感或一般的上呼吸道感染作怪。以下由醫生來為各家長作一個簡單分辨。

臨床症狀相似

　　上呼吸道感染，即俗稱的傷風感冒，是指喉部以上的感染，包括咽炎、扁桃腺炎等。鼻病毒、腺病毒、人類偏肺病毒、冠狀病毒、呼吸道合胞病毒等多種病毒或副流感病毒也可以引致。

　　季節性流感即流行性感冒，是感染甲型或乙型流感病毒而引起的疾病。兩者與由新型冠狀病毒引起的2019冠狀病毒病感染症狀相似，例如發燒、咳嗽、流鼻水和喉嚨痛，但致病的病毒截然

不同。雖然新型冠狀病毒感染的其中一個獨特症狀是喪失味覺，但對兒童來説，味覺的判斷尚有難度。

潛伏期不同

常見的上呼吸道感染，潛伏期長短需要視乎何種病毒，有1至2日或4至5日，但總體來説不會超過一周，而且大部份可以自行康復。雖然季節性流感潛伏期長短與上呼吸道感染差不多，但它有可能對免疫系統較差的人群造成併發症，例如腦病變、腦炎、心肌炎等。而新型冠狀病毒的潛伏期則長達14天，可對肺部、心血管系統、皮膚、消化系統、腎臟等多個器官造成損傷。然於潛伏期出現症狀，就表示病人開始發病。

上呼吸道感染不會出現氣促、喘鳴的情況，這些症狀均屬於下呼吸道感染的情況，例如支氣管炎或肺炎。因此醫生可以從臨床病徵及透過身體檢查判斷兒童屬於上呼吸道感染還是下呼吸道感染。然而，上呼吸道感染也有可能演變為。而2019冠狀病毒病既可以是上呼吸道感染，也可以是下呼吸道感染。

寶寶發燒點算？

若兒童發燒了，爸媽定會擔心兒童究竟是上呼吸道感染，還是患上較嚴重的季節性流感，抑或是2019冠狀病毒病。莊醫生表示，三者從臨床症狀上難以判斷，因此兒童若出現症狀，必須及早求醫診斷：先進行檢測排除染上2019冠狀病毒病的可能性，然後診斷是否患上季節性流感，若兩者皆不是，則可診斷是由其他病毒引起的一般上呼吸道感染。

2019冠狀病毒病： 需要到政府指定的醫院進行治療。

季節性流感： 醫生或會處方抗病毒藥治療，防止併發症出現。

一般上呼吸道感染： 若沒有併發症，便可以待其自行康復。若同時有細菌感染，便需要考慮採用處方抗生素治療。

警惕寶寶出紅疹

雖然目前的數據顯示，兒童感染新型冠狀病毒後的症狀較成人輕微，但這仍需要視乎個體而定。而且有感染新型冠狀病毒的兒童出現川崎症症狀的案例，因此若兒童出現不尋常的持續發燒及出紅疹，便可能要考慮感染新型冠狀病毒的可能性。

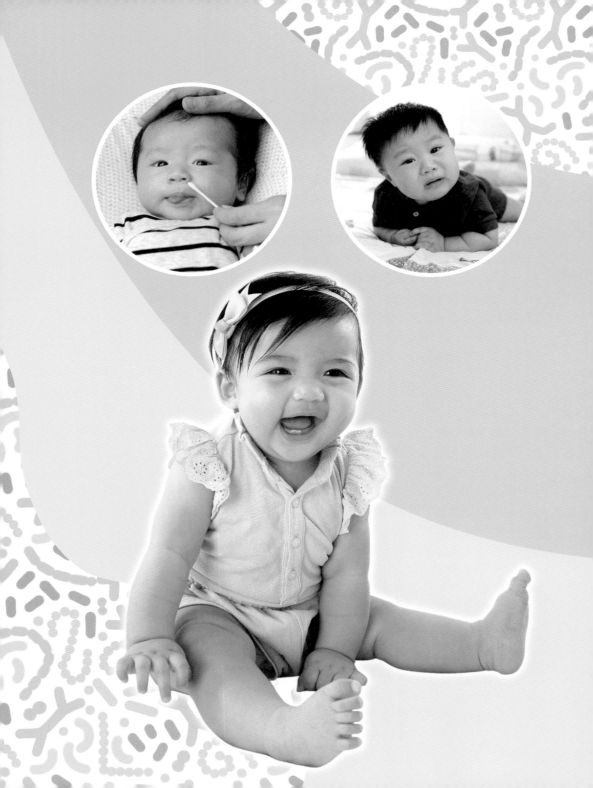

Part 9

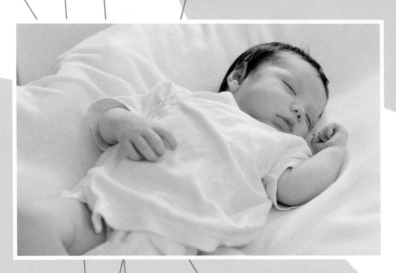

中　醫

中醫診症，自成一套體系，與西醫大有
分別。本章分別講了幾種寶寶常見的
病患，包括熱氣、夜啼、尿頻、
水痘等，由中醫師詳細解說。

熱氣
分清實火虛火

專家顧問：倪詠梅/註冊中醫師

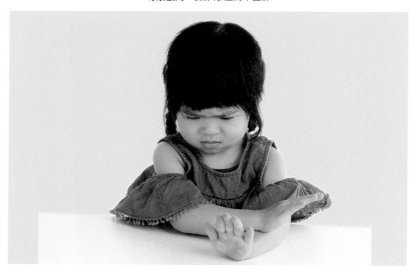

　　孩子喜歡吃香口食物，加上假期時，孩子的作息時間會變得混亂，很多時遲遲也未睡覺，最後導致出現熱氣。很多家長看到孩子熱氣都會煲清熱下火涼茶給其飲用，但家長又是否了解孩子是實火還是虛火呢？胡亂飲用涼茶不但無益，反而有害。家長必須了解清楚孩子熱氣的原因，對症下藥，才能見效。

找出熱氣原因

　　導致孩子出現熱氣的主因是飲食及生活習慣所致，家長可以留意孩子是否出現以下這些情況，便知道他們熱氣的源頭：

❶ **母乳中吸收**：媽咪進補後，孩子從母乳中吸收到媽咪所進食的補品，便會導致他們出現熱氣的問題。

❷ **香口食物**：很多孩子都喜歡吃香口煎炸、甜、高脂肪的食物，這些食物雖然吸引，但是很容易令人上火。另外，奶粉

的營養充足，倘若寶寶未能把所進食的奶粉完全消化，於胃內剩下的奶也會導致熱氣。

❸ 穿太多衣服：於高溫的時候，家長仍然擔心孩子着涼，既不開冷氣或風扇，還給他們穿着厚厚的衣服，加上被猛烈陽光照射，亦會令孩子出現熱氣的。

❹ 睡眠不足：正常而言，成人應該在晚上十一時前睡覺，孩子應該在晚上九時前睡覺。但是有些孩子因為各種原因而遲遲未去睡覺，因為睡眠不足導致虛火。

❺ 生病致虛火：當孩子患病發高燒，導致缺乏水份，便會出現陰虛火旺的情況。

改善熱氣重點

❶ 餵哺母乳的媽咪，避免進食過補的食物；
❷ 避免給孩子進食香口、煎炸、甜味、高脂肪食物；
❸ 培養孩子早睡早起的習慣，不要太晚睡覺；
❹ 因應天氣來穿衣，適當時候開啟風扇及冷氣；
❺ 可以如下圖般為孩子進行適當的推拿。

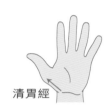

清胃經

清胃經：輕握孩子的手，從拇指下的腕橫紋開始向拇指外推，推至拇指甲下為之一次，推50至100次，可以幫忙孩子清熱。推時輕力便可以。

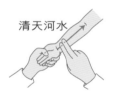

清天河水

清天河水：這方法稱為「清天河水」，除了清熱外，更可以在孩子發燒時使用。從孩子的腕橫紋中線開始推至手肘位置為之一次，可推50至100次。

如何分辨實火及虛火

類別	實火	虛火
病徵	生痱滋	容易生痱滋，痱滋為淡白色
	尿布疹多	經常沒精打采，常感疲倦
	皮膚問題多，常出紅疹，長大後易出現濕疹	身體虛弱
	容易煩躁	皮膚乾燥
	睡眠質素差，睡眠時流大量汗水	津液不足
	大便硬，容易出現肚屙，肚屙時大便又稀又黃	孩子發育有點遲緩
	小便黃色，常有夜尿	智力較差
	眼穢多，容易口臭	孩子腎陰虛
	體質偏熱	

小兒夜啼
或預示嚴重疾病

專家顧問：倪詠梅/註冊中醫師

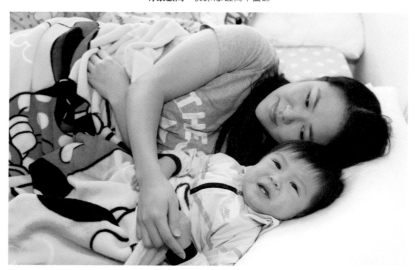

　　寶寶晚上睡覺經常哭鬧，讓爸媽也睡不安寧，中醫稱這種情況為小兒夜啼。而夜啼分不同的類型，其成因和表現也會大不相同，本文由註冊中醫師為大家講解夜啼的不同情況，以及預示甚麼嚴重疾病。

夜啼是甚麼？

　　寶寶白天可以安靜入睡，但晚上睡覺卻啼哭不安，時哭時停，或每晚定時啼哭，有時甚至會通宵達旦，這些都可以稱為夜啼，常見於剛出生到6個月時。他們經常用啼哭表達要求或痛苦，而飢餓、驚恐、尿布潮濕、衣被過冷或過熱等都可以引起啼哭。這時如果為寶寶餵奶、安撫親暱、更換潮濕尿布、調整衣被厚薄後，寶寶啼哭很快停止，便不屬於病態的夜啼。

夜啼五大成因

從中醫角度看，常見的引起寶寶夜啼問題主要有五大成因：

❶ **脾經虛寒啼哭：**即寶寶的「腸胃凍」。若環境溫度低，或寶寶的衣物不夠，都有可能引起啼哭。他們會哭得縮成一團，但哭得並不大聲，哭一下停一下，而且手腳不夠暖，胃口欠佳，飲奶興致不高，大便較稀。若餵母乳的媽媽吃了很多寒涼、生冷的食物和水果，而寶寶本身體質虛寒，若飲了寒涼的母乳，便有可能導致脾經虛寒，從而出現夜啼。這時摸摸寶寶的肚子，他們會感到舒適；一旦停止了撫摸，他們又會開始啼哭。

❷ **心經積熱啼哭：**這種啼哭可以持續一晚，而且哭聲有力，寶寶表現煩躁，看到燈光、人多的時候會哭得更厲害，整張臉都漲紅。寶寶的小便黃，大便呈硬粒狀，或者便秘。這可能是寶寶的衣服穿太多、體質偏熱，或是餵母乳的媽媽吃太多燥熱的食品，例如黨參、北芪、紅棗、杞子，使奶水偏熱，從而引起寶寶心經積熱。

❸ **心虛稟弱啼哭：**這種啼哭的寶寶體質偏弱，弱者出生體型偏瘦小，哭聲無力，而且伴隨不安和驚慌。當這類寶寶夜晚只有自己時，容易感到害怕，然後啼哭。

❹ **受驚恐懼啼哭：**有時大人吵架、講話大聲；忽然有東西發出聲音，或外面有噪音，都會引起寶寶心神不安，到了晚上無法睡安穩，可能會乍醒啼哭，其嘴唇和眉心發青，嚴重時甚至會哭出口水泡，大便也會呈青色。這時爸媽抱一下，情況或有所改善。

❺ **傷乳積滯啼哭：**這類寶寶吃太飽無法消化，胃被撐住而感到不適，哭聲嘹亮，時哭時止，摸其肚子會感到不適，也可能會出現嘔奶的情況。這類寶寶大便酸臭稀爛，或者出現便秘問題。

夜啼可預示嚴重疾病

若寶寶哭聲不尋常，例如太淒厲，可能預示嚴重疾病：

嵌閉性疝氣（小腸氣）：打開尿片會發現，寶寶腹股溝或陰囊處有腫塊，這便是疝氣。當寶寶太愛哭，腹壓增大時，就會增加疝氣的風險。若觸摸腫塊時非常疼痛，也無法推回去，可能為嵌閉性疝氣，須及早送醫治療。

腸套疊：多見於約6個月至1歲半間的寶寶，他們會出現三個典型症狀：間斷性哭鬧（腹痛不適）、嘔吐；肚子摸到腫塊；大便如草莓果醬般或排出帶血大便。若有上述情形，須及早就醫。

新生兒肚臍
常見4種毛病

專家顧問：黃業堅/註冊中醫師

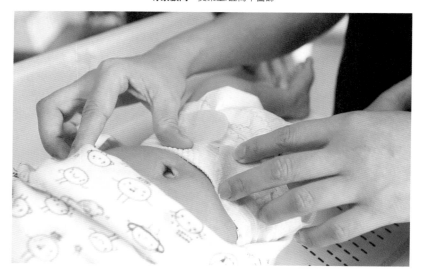

　　對大人而言，肚臍只是身體上一個可以忽略的小洞穴，但那卻是寶寶人生的第一個傷口，因此需要審慎處理。本文由中醫師為各位講解各種肚臍小毛病，如果處理不當，便有可能會引發大問題。

四種肚臍小毛病

　　初生嬰兒的臍帶本來與母體連結，在出生時會被剪掉，因此在肚臍留下傷口，它需要1至2周的時間結痂和恢復，這段時間裏父母需要妥善護理寶寶的肚臍，若處理不當，便很容易產生問題。註冊中醫師黃業堅講解了以下4種常見的臍部毛病：

❶ **臍濕：** 由濕重引起。肚臍結扎後一般會有少量的分泌物滲出，若分泌物清、稀、量較少，便是正常情況；若分泌物滲出了臍窩，且帶有異味，便表示受到了感染，需要及時處理。

❷ **臍瘡：**由熱或毒引起，兩者某程度上的不同，熱的影響主要體現為肚臍出現紅腫，但如果由毒引起，臍部便可能出現黃色滲液，並伴隨異味，甚至有機會引起發燒。一般肚臍護理沒做好會導致細菌感染，容易引起肚臍發炎、生出臍瘡，例如沖涼水不乾淨、大小便不經意污染了肚臍、父母用口吹肚臍傷口，導致口水噴到肚臍。

> **註：**臍濕和臍瘡雖然是表面的病徵，但中醫有表證傳內的說法，如沒有處理好這兩種情況，可能影響腹膜、腹腔（即小腸大腸等），甚至入血，即引發敗血症。

❸ **臍血：**即肚臍傷口的結痂位置出血，可能因為線綁得不好，或者有外力拉扯導致傷口裂開，若能快速自行止血便不會有大礙；若肚臍不停流血，便需要重新綁線，或者檢查身體的止血功能是否出現了問題。臍血的顏色也可以預示身體的問題：流出的血比正常的淺，有可能是造血系統出現問題；流出瘀黑的血，則有可能血液循環系統出現問題，導致行血不佳，應盡早求醫。

❹ **臍突：**由於初生嬰兒的腹肌邊緣皮膚比較嬌嫩和鬆動，因此當其腹部發力，內裏的腸會從肚臍突出來。若偶然突出則無大礙，可以輕輕將其按回去；若經常突出，而且恢復速度慢，便需要考慮手術縫合。

注意補充營養

臍帶需要1至2周脫落，適逢此時媽媽在坐月。黃醫師指出，若媽媽營養不夠，為寶寶餵哺的母乳營養亦會大打折扣，從而影響寶寶抵抗力。抵抗力低容易引起寶寶的肚臍感染，而早產兒、有新生兒黃疸的寶寶出現肚臍毛病的機會亦較大，因此餵哺母乳的媽媽需要注意自身營養的補充。

天氣影響

天氣亦有機會影響肚臍出現毛病。春夏季濕氣較重會增加肚臍感染的機率，例如春天長期潮濕，肚臍無法保持乾燥；夏季出汗多，汗水容易在臍窩堆積；冬天寶寶的抵抗力較弱，肚臍傷口亦同樣容易出現感染。

幼兒尿頻
改善有法

專家顧問：謝嘉雯/註冊中醫師

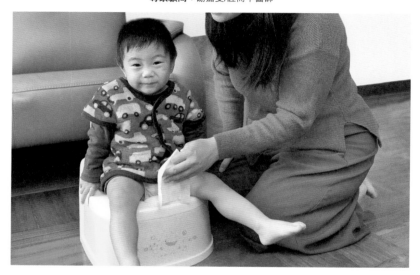

　　小朋友經常話急尿、跑去廁所，是不是身體出現了毛病？原來造成幼兒尿頻的原因很多，從中醫角度看，既有可能是腎陽不足，脾氣虛弱，也有可能是精神緊張，或者尿道感染。由中醫帶大家一一拆解，改善幼兒尿頻有法。

尿頻的界定

　　對於嬰兒來講，其飲水量較多而膀胱容量小，在攝入水份後很快便會生成小便，每天排尿大約可達20次。到1歲時，日排尿大約15次屬於正常；至學齡前期，即3至7歲的幼兒，則日排尿6至7次，如排尿次數明顯增多，超過了上述範圍，便是尿頻情況。尿頻發病特點包括尿意頻密，可以每2至10分鐘一次，每次排尿量很少，甚至只是幾滴。

女孩更易尿頻

　　由於生理構造的差異，女孩尿道短，並直接接駁膀胱，只有尿道的括約肌可幫助其忍尿，因此女孩比男孩更容易出現尿頻。此外，由於女孩尿道短，細菌也更易經由尿道進入膀胱，患尿道炎的機率較高，它可能會導致尿頻的情況。

造成尿頻原因

實證：	幼兒衛生意識不足，或病後體虛，令外邪循經而入，發為尿道炎，即西醫所稱的尿道感染。		
虛證：	**腎陽不足：**多因先天稟賦不足引起，例如早產、出生時體重過輕，先天元氣失充，腎陽不足，不能溫養膀胱，令膀胱氣化功能失調。	**脾氣虛弱：**脾主肌肉，並有固攝功能，而脾虛的幼兒操控肌肉能力稍差，導致肌肉收縮乏力，難以固攝小便。	**精神緊張：**當幼兒精神緊張時，例如遭到訓斥、面對考試測驗或幼兒本身情緒較敏感，便容易受心理因素影響而出現尿頻。

改善尿頻有法

　　謝嘉雯醫師為家長提供了以下改善方法：

* **清熱解毒改善尿道感染：**燈芯草、淡竹葉，性味甘、淡，微寒，可清熱利水、清心除煩；茯苓滲淡利濕，竹蔗清熱生津，炒麥芽則健脾開胃。
* **溫性食材改善腎陽不足：**將核桃、腰果或芝麻粉磨成粉末，加進高鈣豆漿、高鈣低脂奶或麥皮中作日常服用。核桃、腰果、黑芝麻均為藥食同源的補腎食材，性味甘溫，有補腎益智之效。
* **溫燙法改善腎陽不足：**把粗鹽和有溫經作用的藥材，例如桂枝、艾葉、丁香，置於小布袋中並封口，微波爐稍微加熱至微暖，每天交替置於幼兒肚臍下或腰骶部至藥袋冷卻。
* **食療改善肺脾氣虛：**北芪可改善氣虛乏力、中氣下陷等病症，配合太子參和淮山，可健脾益氣。炒雞內金亦能消食積、止遺尿。
* **紓緩精神緊張：**家長宜了解幼兒焦慮或緊張的原因，以關懷代替斥責，消除幼兒的負面情緒，往往比藥物改善尿頻更有效果。
* **分散注意力：**當幼兒提出上洗手間時，可建議稍等5至10分鐘，於等待時與他們交談，分散注意力，以延長小便的間距時間。
* **平日可多做運動：**幼兒平日可多做運動，運動汗出增加亦可間接減少小便次數，並促進臟腑功能更趨成熟。

毛細支氣管炎
由病毒引致

專家顧問：許懿清/註冊中醫師

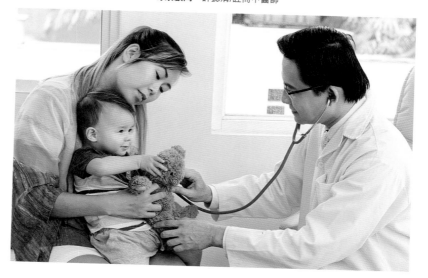

　　毛細支氣管炎(Bronchiolitis)，是由病毒引起的一種常見肺部感染疾病，會造成肺部微小氣道腫脹。病情一般並不嚴重，在7至10日內便會好轉。中醫會給予患童飲用適合的湯水，並進行推拿治療，藉以幫助患童盡早康復。

感染RSV

　　許懿清中醫師表示，毛細支氣管炎是一種由病毒引起常見的肺部感染疾病，會造成肺部微小氣道腫脹。這些微小氣道稱作細支氣管。當它們腫脹會導致氣道變窄，令患童難以呼吸，大多數孩子在2歲前都會受感染。病情通常並不嚴重，在7至10天內便會好轉。由毛細支氣管炎引起的咳嗽症狀可持續數周，儘管其他病毒也可以導致毛細支氣管炎，但絕大多數病例都是由呼吸道合胞病毒(RSV)引起的，絕大多數孩子在2歲前均會感染RSV，感染

RSV的高峰期在11月至翌年4月，這期間是最常見的。2歲或以下的孩子較易受感染，倘若有以下情況，患童的病情可能會更加嚴重：

- 未滿3個月；
- 同住的家人有吸煙習慣；
- 患童同時患有哮喘或其他慢性肺部疾病；
- 屬於早產嬰(妊娠35周或不足35周)；
- 患童患有某類型先天性心臟病；
- 患童存在免疫系統問題。

引發多方面問題

當孩子受感染時，會出現以下病徵：

- 初時可能會發燒、流鼻涕或咳嗽。咳嗽比較乾燥、淺短、微弱；數天後，則可能咳出大量黏液，這是孩子病情好轉的跡象，說明身體正在清除痰液；
- 呼吸快速、短淺；
- 尖細的呼吸聲(哮鳴聲)
- 胸廓下方、鎖骨上方、肋骨之間或頸部出現凹陷；
- 鼻孔擴張；
- 更易煩躁、發脾氣，或越發疲累；
- 飲食量減少；
- 睡眠出現問題。

辨證論治

許懿清中醫師表示，中醫會為孩子辨證論治，不會以單一中藥作治療，而是針對每位患童的體質特徵和症狀，因證而異地選取不同穴位、方劑，從而制訂不同治療方案。

中醫會先祛邪為主，後再以止咳平喘為輔，邪可以是風熱、風燥，在緩解期會多用一些止咳化痰的中藥。很多嬰幼兒服藥會有一定難度，可以考慮以外貼中藥，因為會較方便。此外，可以通過中醫推拿手法，對有支氣管炎症狀的患童

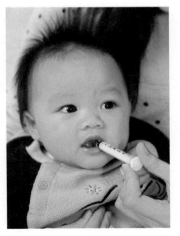

中醫會為孩子辨證論治，不會以單一中藥作治療。

進行穴位按摩及推拿，疏通氣息，以達到治療效果。

水痘
要強健脾肺

專家顧問：何肇婷/註冊中醫師

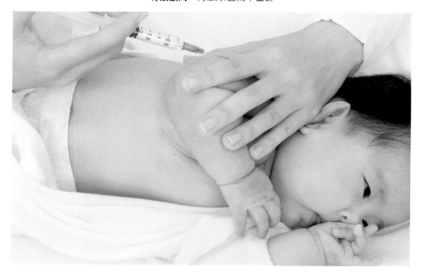

　　水痘是困擾家長和幼兒的疾病之一，雖然水痘較少引起嚴重的症狀及後果，但奇癢難耐，讓幼兒煩躁不已，若將水疱抓破，甚至可能留下疤痕。本文由註冊中醫師為各位講解水痘的症狀，以及應付水痘所需要養成的良好習慣。

水痘傳染性強

　　註冊中醫師何肇婷表示，水痘是由帶狀疱疹病毒所引起的一種急性傳染病，於12歲以下的兒童及幼兒中較為常見。水痘的傳染性極強，可透過飛沫及接觸傳播，若水疱穿了，當中流出的水疱液也具有傳染性。患者接觸過的衣服、玩具等都有機會沾上病毒，因此在幼稚園、小學等地方需要格外小心，而患過水痘的孩子可終生免疫水痘。

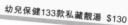
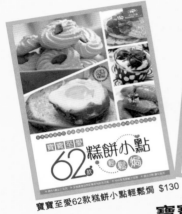
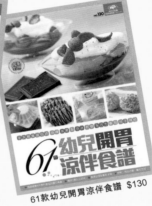
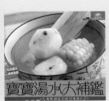
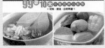
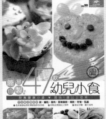
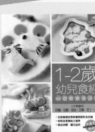
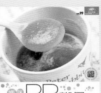

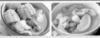
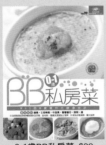
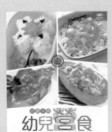
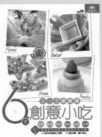
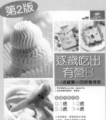
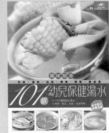

發病分不同進程

　　水痘的發展進展一般會維持2至4周，初期會出現類似感冒的症狀，包括咳嗽、流鼻水、打噴嚏、發燒，因此家長容易混淆。隨後在發燒時會伴有出疹情況，從胸口、背部等軀幹部位再擴散至全身的皮膚。紅疹開始為扁平狀，有輕微的痕癢情況，然後發展成半透明的水疱，痕癢加劇，最後水痘變乾及結痂。何醫師提醒，在水痘收水結痂之前都具備傳染性，即使是發病初期的噴嚏都能傳染病毒。此外，不同的皮疹狀態有機會同時出現，例如胸口部位的水痘已經開始結痂，但手腳卻剛開始出紅疹。

水痘的預防與應對

- ✔ 接種水痘疫苗可以有效預防水痘，即使接種疫苗後仍有少量的感染者，但發病情況不會太重，整個病程亦較短。
- ✔ 勤洗手，定期清潔玩具及經常接觸的桌椅，並保持空氣流通。
- ✔ 若幼兒出現發燒、咳嗽、流鼻水的症狀，應請假留在家。
- ✔ 孕婦及抵抗力低的人，應避免接觸水痘患兒。
- ✔ 家長應勤為寶寶剪指甲，並戴上乾淨棉手套，避免抓穿水疱。
- ✔ 切勿為水痘患兒穿太多衣服，沖涼時避免用太熱的水。
- ✔ 飲食上避免油膩生冷，以及進食過量補品，辛辣、味道刺激的食物亦需要避免，還應少吃蝦、蟹、羊肉、菇菌類食物。

強脾肺可防水痘

　　從中醫角度看，脾肺較弱夾有濕熱的幼兒容易出現水痘。小朋友生理上有「脾常不足」的特性，即脾胃功能較弱，經常進食生冷、油膩、大補的食物，容易造成脾虛濕熱；另一特點是「肺常不足」，肺掌管皮膚及毛孔開合，肺氣較弱時，容易引起皮膚疾患、感冒、咳嗽、哮喘等症狀，因此治療水痘需要強健脾肺及清熱祛濕，何醫師推介了以下兩款食療：

　　1.薏米粥：所需材料為生熟薏米各15克、粳米60克，有助於消化，健脾胃祛濕，以及幫助水痘早散。患兒發病時可食用。

　　2.甘草三豆飲：一份量所需材料為生甘草3克、黑豆、赤小豆、綠豆各10克，將三豆浸一小時後，和甘草一起放進煲中加水，將豆煲至熟透即可飲用。一日飲1至2次，有助於清熱解毒祛濕，皮膚發紅痕癢、水痘情況最嚴重時可連續飲5至7日，水疱結痂後毋須再飲用。